# 保赤要言自序

甚矣醫道之難也。先聖四經，註釋多詳，後諸賢立說有偏，此求學之難也。儒士心務名利而不究性命之學，庸俗粗識文字而不達陰陽之理，此得人之難也。未達者不辨賢愚，欺世者妄談方脈保世，此行道之難也。人之生死有天命，病之安危有定期，此治療之難也。醫有四難，而惟顆精于四診者為疾病之寄託。赤嬰兒之痛痒不能自達，指上之三關不足為準，而之幼科諸書率皆擬度為法，豈非難中之難者哉！乃庸俗自揣望道難見，而以兒醫為嘗試，以為驚疳痘疹傳有定法，其餘諸病可以即症撫藥湊劑為治者也。不知毫厘之差，致有千里之誤，是以都門之楷車累累，惟小兒之殤者最多也。予竭三十年之心思，註釋傷寒雜病論合十六卷，男婦老幼治無所異也。雖驚疳痘疹經無專言，見陰陽虛實之理，亦可以類推而明者也。惟在誠心保赤者於形神情態詳悉審察，雖不中而亦不遠矣。然非平日之深究四經者不能也。今將小兒之驚疳痘疹四病著為要言，以立標準，其條分縷悉，固有前人之方書在也。學者于披閱前言之下，揆情度理，以辨是非，則識見自高，不致枯守成法而懵懵誤嬰矣。是為序。

大清乾隆壬寅孟春北平花甲老人王廷瑞鑑菴氏書于旋吉堂

# 診嬰賦

嘗思神摶成形，陰體乃元陽之寄；罷胞脈濡染病，患有胎醲之
濁污。誕生而六氣相通，故有外感之疾；乳哺而食（飲）氣攝胃，因生內
傷之實。惟陽氣充實者，偶病隨愈；惟（若）稟賦怯弱者，常病多危。況
变蒸非病，臟腑脆薄，藥石雖（非其能）任，草木豈可混施。相兒以髮黑肌堅為陰
液之自盛，赤子取神，孫聲壯識陽氣之能充。瞻視須平正，俯仰切勿
垂張。髮稀項軟，非稟足之兒；骨瘦肉浮，豈長命之子。黑睛莫小，
顖門休塌。紅白隨榮，陰陽平而唇亦鮮澤；黑黃滯暗，精氣少而唇亦
淡白。烏掩太陽，得病必重（水勝其火）；青遮口角，肝尅其脾，得病必也勢重受災。
赤多纏綿。童脈（以）六至為常，審浮沉遲數以分表裏寒熱虛實以識
衰，乃準取濇滑洪緊以別積痰火寒。聲烈氣雄，為火餘于內；息粗
音重，乃寒之束于標。先低後揚者實哭，初急終緩者虛啼。果叫
因驚。察其神色，緩（悲）啼有（腹）痛；問其乳食，形肥因痰氣滯，身瘦亦是氣
急。唇焦目急而有驚有熱，眼倦唇淡而是虛是寒。出涎者胃緩食（傷）（多食不化）；
流涕者肺張（易感其邪）身熱。手涼為（是）肝熱，熱退又來，（莫作瘧）寒熱。握拳不伸，防
其目吊。指如數物，知其痰來。脾痰熱而吐舌攪（唇赤）弄，肝濕熱而目生黃。
驚不寐（而啼）是肝經心火，好睡而倦脾滯胃痰。目睛青者肝（其必）盛，黃遮唇
紫者脾滯（其必）有寒。身好仰而陰燥（有熱），則好再覆而陽虛（有寒），悶亂叫狂尤惡
閉目而搖頭，更兼色暗形羸者，全要目神充足；肉浮色焦者，那堪
二目痴瞪，弄舌驚汗出不流而心絕，腳直瀉下手如（厥逆腹脹）抱頭而肝
絕，冷汗撮口，鼻扇唇黑而脾壞，肢涼痰塞（胃高）鼻孔黑燥而肺亡，腎
氣絕者噫氣斷齒，胃氣敗者嘔吐喉鳴，至于手足四垂而如縛，直
視咬人而便咽，皆乃死症，切莫妄醫。是故實熱易辨，虛寒難明，
夜熱面紅，笑語汗出，防逆火昏熱，腹脹或瀉或嘔察真寒。

[illegible]

論人之生形軀

夫天地之生物也以陰陽大氣自虛無中化成（生者也）草木之分根種核藉以寄氣而花菓則化成（為）者也人之胎生亦如是焉內經云兩神相搏合而成形胞胎乃寄神之器形軀神化非精血所結者也萬物受天地之正氣以為生亦感天地之乖氣而致病胎元之育兒亦然故陰陽有偏勝神氣有盈虧而疾病夭札兒有生而不育者也嬰孩之病若不審其陰陽不察其神氣揆症投藥乃有不應而反害其生者矣凡赤子出腹筋骨未堅血肉未斂其面目悉黃閉眼聚口四肢不能伸縮者形軀不為成也形成而啼聲散吒（嘶）目少神（精）光者神不成也及能言能坐而性慧異常仍為神越而不壽其形之枕骨不成能言則死掌骨不成能匍匐則死尻骨不成能坐則死臏骨不成能立則死踵骨不成能行則死驚癇瘧疹皆其內也豈可以咎其疾病哉

論赤子初生疾病

赤子初生以綿裹指拭淨口穢以硃砂少許甘草（蜜）湯調灌之生下即浴為妥以齒隔布咬斷其臍較剪斷為妥生下不啼者以紙燃火燎其臍帶見啼然後斷之俗以三日浴兒冬月恐受風寒夏月恐受濕熱皆足為病視其上腭有赤泡致兒昏迷者用竹簽刺去以綿扎住微留其鋒刺破之即醒口含赤泡而迷者以葱微鞭其背即甦生下閉目者胎熱以生地黃絞汁灌之不吃乳者以丁香一粒枳殼二分水研灌之不二便者以葱汁合乳飲之或以玄明粉少許水（化）灌之肛門有膜遮者以硬葱尖透之鵝口滿白者以指裹髮井水拭之以肫皮末之用粉醮拭之口中有馬牙白泡以指甲輕刮破之頻視其臍勿令浸濕一月後臍濕者以蝦蟇灰抹之凡臍受風濕皆致驚啼抽掣用赤小豆淡豆豉南星白蘞為末敷之防風鉤藤半夏甘草湯飲之

小兒搐驚抽搐倉卒而病故以名之也夫肺司制節脾主四肢肝強心盛而侮肺剋脾則痰潮熱發壯熱強直視目叫號面赤便閉擾亂瘛瘲也或因于風熱外感是為風病因于痰熱內生是為食病因于驚嚇所致是為驚病病雖異也果因于驚即以硃砂金箔赭石之類鎮之亦可果因于風即以釣藤僵蠶全蝎之類疏之亦可乃兒其煩燥惡人便指為驚兒其肢體振動便指為風辛香燥烈之品肆用無忌豈不謬哉千金謂風病之發先屈指如數物驚病之發先畏惡叫哭並宜龍膽湯治之甚和起者風症去燒黃加防風驚症去燒黃加全蝎可也食病之發先不乳作吐宜紫霜丸治之至于夏秋之間陽氣在表其病易中而微前人謂之客忤龍膽湯加當歸人參治之生犀膏外治亦可千金謂熱而脈浮者為陽病易愈不熱脈沉為陰病難愈此即急慢驚風之分也

龍膽湯方　龍膽草一分　鉤藤一分　芍藥一分　茯神一分　柴胡一分　桔梗七分　黃芩七分　甘草五分　大黃三分　蜣螂一枚　為粗末用五分煎

生犀膏方　犀角一分　防風五分　白朮三分　桔梗三分　甘草三分　為粗末以豬油煎去粗為丸摩兒頂心前後心手足心

## 論慢驚風症

慢驚風者由漸而生或吐瀉日多或因病後脾肺虛寒肝無統制而後乘脾侮肺以致肢體制節失常肝陰虧而生熱脾陽虧而生痰痰熱攻衝以致抽搐時作時止或偏左偏右陰陽不配其唇淡顏青頓悶呵欠睡中露睛醒後神疲或斜目撮空唇指微動或因汗多亡陽太陽虛而反張吊目或因下多亡陰厥陰燥而身強咬牙不但無驚亦不為風宜觀音散治之

觀音散方　人參三分　白朮一分　茯神一分　半夏八分　甘草五分　當歸八分　白芍一分

退翳散方　地黄　当归　赤芍　蒺藜　草決明　史君子

敷牙散方　芦荟　胆矾　地龙　白芷　乳香　射香

## 論痘疮

痘之生也，漢時方至，自唐以下漸遍中土，而沙漠曠地則不生焉。中國猶甚於城市繁華之地，每見于痘邪傳染之時，其是痘邪引觸胎元穢（氣）而成者也。其中復有風寒暑濕（燥）之外感，瘀熱飲食饑飽之內傷交互為患，則陰陽氣偏，因而正氣失于拘邪，化邪乃生長貫膿，不循常度，變未邪之擾，非可以相痘分理。若乏客邪而陰陽自偏，或素稟不固，一經胎元伏氣散逸奔馳，則正氣因之渙散（而），豈人力可維持者哉。所謂胎元之穢氣者，是神化形成其胞胎不潔于十月之中，漸染于軀殼者也。順痘外患而內可行，所以毒陰痘之內氣高足托化者，亦不傷生；逆痘則內氣先敗而外患得以內攻，必致戕生（矣）。以草木而雜毒洩火，豈正邪分立而可任人雜洩之乎？故治痘之術，前人皆妄擬為之，而不達其理者也。

○夫胎毒之伏也，如石中之火，無端可尋，（客）邪之感也，如鋼鐮之擊，火星隨生，遇氣血以包括之，在在拘束，無所漏遺，故見点而熱退身和。氣血行急而拘之速，則粒數為一而粒粗；氣血行緩而拘之遲，則分一為數而粒碎。（正制其邪則皮厚粒壯，邪制其正則嫩薄平塌。）邪氣既被正拘，自不能留于氣血遊行之間，故透遍外達而顆粒聳遍（突也），惟正氣弱者（其出）乃湮滯（也）。若正氣拘邪不力，則有所屬，遺浸淫肉中，而正痘之形色乃失也（矣）。（夫痘形既失，邪有遺漏，仍須調其氣化，使漸歸于漿中，方免餘患，不然則結疔結癰，又生補寫。）胎穢痘邪相結為患，乘虛內陷，其弱者何以支持，是以要症日生，（留有餘毒，甚而乘虛內陷，戕賊生命，考治痘而不審虛實表裏，一力洩其臟府，即可以败去）而兇命乃委，神全矣。（痘毒乎？是以有攻毒而反現火毒力轄，而氣血並竭者也。）

△△△氣血流通則痘卑而粒小，疎朗之氣血凝滯則攢簇而復有臍窪。
△△△正氣虧者其出乃極黑而陷。

## 論前人懿肌透表清火败毒之非

經謂諸痛瘡瘍皆屬心火，蓋心主血脈，人之氣凝血滞則煅煉

成毒正邪攻衛作痛腐其肌肉為膿透膚外潰再生新肉而患瘥是凡瘡瘍氣血凝結而成毒瘡瘍則氣血拘毒而成瘡凡瘡凝血為毒腐肌為膿在于肌腠之中瘡瘍聚氣成液化液而藏在于肌表之外凡瘡出膿潰之泄毒瘡瘍結痂謂之回水凡瘡初起解表攻裏可以化有為無瘡瘍既發調理陰陽必求長其方選凡瘡之生肌合口以火毒解而收功瘡瘍之出長其膿亦藉火毒助而了事故六日之內生發之期愈清其毒則愈減其火有寒涼抑遏其陰明布達之功不能化毒為漿而留于瘡後為餘毒者有之

若夫邪未受拘散宕湮滯而不透者是瘡未成也攻托其表豈欲以一汗而可解者且氣血頽敗虛其表而更不能達矣是以壞症之隱紅于腠理沒于肉中眼胞隨腫口唇頭搬瘡平扁而面先浮腫體之上但為空倉血泡而瘡不成也攻表適以傷其空泡耳

## 論前人言瘡出臟府之非

人之腎主骨其氣貫髓而充于髓也肝主筋其氣附骨而絡于諸節也脾主肌其氣四達而榮于肉也心主血其氣內行于脈絡也肺主皮其氣外行于膚腠也表裏營衛內外相通氣機相應故陰陽失權拘毒不放則流連湮沒自脈散而留害于裏瘡豈自五內外發者哉前人以見之成形先生而指腑毒即伏于中及其發也由腎達肝由肝達脾而達于心肺乃見于外焉其創言無理後人信之五臟清淨豈可使腑毒傳行而先天命根豈伏毒之處哉當瘡毒自肌肉一萌肝腎强而元氣振奮則邪氣不能侵及筋骨而惟有外行心主血肺主氣氣領血載一聽以出長惟肺膚不化于膚腠則熱邪有傷于肺經心經不化于血脈則熱邪有傷于心經脾虛傷肌肝虛傷筋腎虛傷骨而內應其經此明顯易知之理也故陰陽和者外行自出而內安泰陰陽乖者當調之使和而病自除陰陽變亂拘束無權腑毒侵淫筋骨血脈肌肉皮膚無一所不傷矣況內不化臟氣惟不行乃欲攻去其毒而使之無毒從何處攻除哉陰陽有權者可以化解不然則暫時之安終歸敗壞而已

論前人重形色畧症候(脈)之非

看痘之形色，所以驗其陰陽氣血也。其虛實寒熱，自有症脈可憑。有裏實而表滯者，有外華而內朽者，不參以症脈，則誤矣。雖裏實表滯之痘，蒼厚平板，其症必煩(躁)擾，脈必數寔，若不察之，則色淡枯乾者可誤認為虛矣。雖外華內朽之痘，薄嫩浮紅，其症必煩熱，脈必數虛，若不察之，則色赤暗紫者可誤認為實矣。如見標而有色無顆者，痘不成也；有顆無色，見陰虛(滯)之症者，是血寒未化；見陽盛之症，則表分衛實，顆粒雖成而內空者也。形色既透而紫暗灰青，是正氣甫來，又遇陽不化陰也。見標而平扁歪斜，大小參差，紅白相間，其表分陰陽不循常度，惟在症實脈強者，可以疏利攻托去邪安(輔)正以治之。若人反安，即或神氣不清，則內外同一乖張，痘不成也。故虛之形色不正，惟蒼厚而症實脈強者，可察其夾雜之病，分秀以治之。若肺虛而氣短便利，心虛而悲慘神昏，脾虛而目合欲睡，肝虛而抽搐不停，腎虛而腰疼。吕有痛者，其形色嫩薄紅暗，即出亦难長，長亦难貫，非調陰陽而可轉者也。況其形色不正，强力為之，順旁額下或一半成漿，而天庭印堂總灰暗不起，九日回水而氣血盡矣。畧其症脈以談形色，豈可為憑哉！又如瑣言正宗，多設名目以駭惑後人，皆其必勝歸宗亂其陰陽，致有奇形怪狀之變也。從正道而順，自然即本逆之症亦得正命而死，何有駭人聞見之(形色)事哉！

驗痘先察元神

兒身本屬神化，藉陰陽父母以為骸，賴正氣于天地以立命，故生而神氣充足，不穀不露，雖怯弱而亦長命也。當痘者者，特是染天地之乖氣，動父母之機，邪全形毀，常惟賴其所稟之神以鎮定化解者也。若此際(失)神衰，無日矣。夫小兒患病，其煩擾哭叫，有所不免，而情態動

聆

静則有其常，視聽瘖聵（頗勝）則有其正，若痴瘵昏悶恍惚彷徨，或笑語異常，神情加慧，皆陰陽乖舛而不能循序變化以度此關者也。又如圓突蒼厚為瘧形之神，即平痛而滿蒼厚形之神猶在也。鮮紅潤澤為瘧色之神，即深淡而尚淡榮色之神猶在也。以夜臥安寧為陰之神，即煩擾而時復安眠，陰神猶在也。以晝食如常為陽之神，即食減而時復思常，陽神猶在也。寢食若廢，即瘧之形色不惡，亦恐有變，于行瘧之時，以陰陽不足使用也。

治瘧大字真言

瘧非是病，藥亦可施。其初起而夾雜傷感，其病去而陰陽不調，則應療治之也。又瘧有可治而後可治，非以前人定法，慣之混投者也。（夫瘧熱初見，脈必浮滑，以和緩為吉，疾數為凶，其和緩不斷非瘧也。若瘧初兼惡，脈雖不同而形狀有徵。）如發熱而兼風寒，外感拘強，鼻痛身粗，便數而脈緊者，急疏其表。如兼食積內傷，腹滿不和，口燥便結而脈數者，急清其裏。兼有痰熱，壯熱燥渴，痰潮湧沃，赤脈見浮（盛大）者，急清其中。如兼客忤驚嚇，目青唇黯，赤快惶叫哭者（脈弦大），急鎮其驚。若瘧毒擾害，實症猖獗（脈數實有力者），則清瘧解毒可也。夫病已去，瘧已欲齊，其瘧之形滯色淡，症見貪眠肢倦者，扶其陽氣；兼中寒，便利懶食者，更須溫中。其瘧之形枯色暗，症見不眠口渴者，滋其陰液；兼裏熱，唇紅瘧赤者，更須清火。失扶陽氣，有痒塌寒戰，搐不化行之變；失滋陰液，有音啞喉枯火乾，抉之變。至于身熱和緩，標出聳透，即目倦神疲，睡中驚惕，微有煩渴，亦瘧中應有之症，三日標及足心即待之長發，不必妄藥者也。瘧症治法，察夫病審陰陽六字之外，更無他術也，學者誌之。

錄前人瘧症吉凶說

初熱不亢，時復身和，寢食如故，三日見標于腰旁唇側肌肉厚處

圓得潤澤者，吉痘也。又三日而上下俱足，不空，山根印堂明潤，氣壯神和，脈微洪而緩者，吉痘也。五日放白，六日收根，七日成漿，飲食加增者，全吉之痘也。若壽長之日，脈促洪數，舌尖黃，臨山根印堂灰滯不明，則輕者變重矣。若四日尚有隱伏，五日不放光明，痘未充而面唇腫者，壞症也。至于一熱即腰疼，見點于腰者不治；一熱面赤隱紅，笑言不禁者不治；見點細碎，紫白相間，或灰青條泛者不治；倒出三日不上面，之出三日不及足者不治；長時天庭不起，手膊見泡者不治；出而氣頭托頰、輪耳、鼻細小者不治；長而頂陷，根枯紫暗，瓢沙乾枯者不治；癢抓無血，流有白坑者不治；見點抽風，方長音啞，目腫唇腫者不治；吐蛔便蛔，氣逆痰壅者不治；六日不放白，七日不成漿，有漿而不及天庭者不治；天庭平塌灰暗，餘痘空倉浮衣者不治；凡四五日中歸攢撑亂，昏悶搖頭，唇裂口臭，六七日中咬牙寒戰，目瞑瘈瘲者，陰燥陷寒之兆。

ムムム 一熱即治，腰見紫點者不治，胸痛不出，不出，即必三日內死。

而未治，或疏表攻裏，而傷中成此壞症也。必係痂如蛇蛻，白塌或乾枯，肉赤黑結不脫，或犯疔痘潰爛，喘咂抽風，雖期已滿，仍屬不治者也。愚按痘之印標蒼蠟，即是生機，內之正氣已充乎表也。其表氣不化，即表有不足，是滯非毒，神情不記，寢食不失，必出變好，以正氣存也。故形色若而漿不足，得補室之，花而毒化，得結痂出。肉理協和，其裏氣復，顏可以決其勝而再喜，惟在飲食而已。腠理毒化，得潰爛外發，而毒化內出，外不足處也。其痘雖不見甚惡，而神情顏改，或神情若露。傷於痘有形而未正，表貫徒期而終成者，痘有形色，未正化，形亦不足。或不寢食而煩躁起，但或不食而嘔吐腹疼，或身姿頸歪不極，或坐臥痘痴，笑言或笑語恍惚，得補空作嘔或結瘕，雖生于腠而生者，痘有形色，近不正化，精不成，開口目、有起色，毒不化于腠，昏悶。閉目，或叫號擾亂不寧，可見其多內已失正度，外形必生變，更出長總有起色，毒不化于膿猶，未爛其外者，以其外雖惡而內則安也。若神情恍惚，即為毒易。用攻用補，非非徒施治療者也，三日出齊，觀形察色，吉凶即可定矣。ムムム 換形而終于不成痘者，藉藥力而形色外茎，或神采畢露，或見假象，常不終，并藥壞此外似美而內則萎也，明乎此而痘之吉凶不難斷矣。

ムムム 總而言之，發熱時和緩不宪，脈洪滑不急不數，即可斷吉痘；飲食如常，身不甚煩，即可斷吉；見點于肉厚處，尖透蒼壯，即可斷吉矣。此皆發熱時看之。動頭者多因毒敗正者少也。

選錄前人痘科諸方

升麻葛根湯

葛根八分　升麻八分　酒炒白芍一錢　炙甘草一錢

蟬退一錢　連翹一錢

升麻啟陽明之清氣以達表，其功能解諸毒；葛根發陽明之氣
液以宣肌，其甘以洩火；芍藥潤肝陰，甘草和脾陽，一酸一甘，甲己
合化者也。若肝脾兩弱胃氣，陰陽自運行，兼加以蟬退之清虛化
氣，連翹之疏經解毒，至當之方也。三日之內，可以通用。微兼
外感加防風、生薑，微兼食滯加山查、神曲，兼痰加半夏、陳皮，若兮
兼火加牛蒡、犀角，兼驚加鉤藤、丹皮，肝寒者加當歸、沙參，
脾虛者茯苓、白术。其心脈見熱，升麻改為荷葉，加以花粉可也。
前人以升麻早用使頭面多出，此不通之說也。胎毒根動，當發
熱時已兼見陰陽虛衰，上下之多寡定矣。頭面之稠，是陽
分自偏，必先熱煩擾而出者也。陰陽得匀，布散均勻，陰陽有權，
發標透露即有表，豈亦必稠壯而但涇滯耳？幸遏達表之
藥，庸俗于痘初而任用，何獨猜疑一升麻哉？

九味神功散、生地黃二錢　白芍錢　前胡錢　牛蒡錢　黃耆錢　人參三分
紫草五分　紅花三分　甘草七分
面赤地界不清加前胡五分　內熱加黃連五分　內實加大黃錢
內寒加丁香五分　瀉利加升麻五分

地黃、芍藥以滋陰，而以紫草、紅花化其滯，參、耆、甘草助其陽，而以前
胡、牛蒡通其凝，半潤而使毒自化也。夫痘以氣成形，血成色，以火
毒拘束于中而為形色者也。其有拘束不盡，偏遺之邪，則見大痘（毒肌肉則胃中之痰涎積氣自動，為腹疼嘔吐，大便窘急，兼之形脈實者，大黃可用；若肝脾攻衛，神氣類賊，只可和解，不可妄攻）
于扶運之中兼以清和可耳。若犯毒擾害，大黃之運亦忌用（者也）
之庸俗以清火敗毒為能事，蓋不知痘之出長貫膿，亦藉其
火之力，且六日之內生發接連，清之敗之，亦不能降也，故于此
方而有取焉。

連翹湯　連翹錢　牛蒡錢　升麻錢　葛根錢　赤芍錢　甘草錢　桔梗八分

木通八分　薄荷五分　竹叶十片　灯心一支

此汤去取升麻葛根，加连翘、牛蒡清解火毒，枳壳开提于上，木通疏利于下，薄荷清肝肺，竹叶清心脾，诚表清利之平剂也。昧者畏表以辛温，除热以苦寒，至不胜归宗之制，尤为不经，乃谓非此不除其毒，到火毒其胃腑，沸动伏气，正升投而能受，遂散胆直攻之也。壮实之体，搏激其内，以根其于外，末路尚能自全，不然则毒行而内委矣，害盗其民乱之际，不思所以镇定之，兵力亦摧残者也，岂良将哉。

鼠粘子汤　牛蒡子三钱　连翘一钱　黄芩一钱　地骨皮二钱　黄芪二钱
当归一钱　柴胡八分　甘草八分

牛蒡、连翘清热毒，黄芩清气分，地骨清阴分，黄芪、当归扶气血，柴胡润本表本里，以甘草和之也。夫痘出三日，形色不善，自当于长顶上清白，四五日中渐次变化，六日收根，七日将成矣。即有火气未退，是其阳强，不必清之。惟烦渴痒赤溲黄者，三日以外可用此方也。不见火症而投清凉败毒寒中，则遂变之矣。慎之。

保元汤　人参一钱　白术一钱　茯苓八分　黄芪二钱　丁香三粒　姜枣

益功保元，前人治痰隔痒塌喉痛寒颤，加减不同。此方以参术保气，归芪保血，丁香益阳以祛寒也。四五日色淡长迟，症脉不热，即应温助正气，不待七八日症已见而后用之。七日之精怀足三五，痘形荒嫩，惟肉红盘赤者不受温补，以脉虚而心火乘之也，仍须相机清补，方免前症。每见疏利耗液，致壮火蚀气而生寒颤咬牙者，温补亦不能受，本方去丁香加地骨、桑、麦冬亦用之可也。

參歸鹿茸湯　人參二錢　當歸二錢　黃耆三錢　鹿茸一錢　甘草八分

龍眼四枚　泻利加白术一錢　虛極加丁香三分

寒甚加附子三分　嘔逆加木香三分　咳甚加熟地四錢

此扶陽除寒之重劑也鹿茸雖暖不比桂附有情而能補者也初標危倦身倦食少失于輕補火力衝亢于表則氣必虛寒至七日標行而諸虛寒症見矣或原是火毒症脈拘于成法妄加清利七日亦發虛寒此劑不可缺也

神應膏　款冬花　麥冬二兩　桔梗　桑皮　取濃汁加人乳蜂蜜合熬

袁氏治痘四五日中欬嗽鼻衄身熱心火灼肺之症失治則音啞以二冬保肺清金以二仁滌痰降火以乳蜜潤燥益液也夫痘已出齊陽氣大熱皆至皮毛皮毛應肺亦至生欬嗽鼻衄甚至于血衄則不特肺病必有心火也症脈不見火邪而有嗽者以肺虛夫痰不應清潤或初標見衄為陽氣不固消陰逆行清道見症最危血淡與紫為分血分之盛衰而更見陰陽之辛甘苦辣而固之者也虛實寒熱以症脈參之豈見血即為火逆耶

羚角散　羚羊角二錢　生地二錢　白芍一錢　金鈎一枝　僵蠶七分　紫草五分

荊芥五分　木通五分　桔梗五分　甘草五分

萬氏治肝陰不足陽明脈帶邪熱不化手足牽縮非驚風抽掣也羚角清肝益陰地芍助之蟬蠶疏肝化風以木桔通之荊紫理血帶邪熱自化解非錄是燥劑損肝陰者也夫肝主疏泄熱則氣馳強則乘土陽明絡脈亦為衝動有初標抽是標熱是也者熱泄而氣平也見出仍抽則為陽偏再加辛涼必致渙散或初標妄用辛散香竄之品致生驚後抽是患目者皆醫之過也庸俗以龍帆竄遠表為初標成法川芎麻黃俱不避忌之

圓緯潤澤者吉痘也。又三日而上下頂足不空，山根印堂明潤，氣壯神和，脈微洪而緩者，吉痘也。五日放白，六日收根，七日成漿，飲食加增者，全吉之痘也。若焦長之日，脈見洪數，舌乾黃胎，山根印堂灰滯不明，則輕者變重矣。若四日尚有隱伏，五日不放光明，痘未充而面唇腫者，壞痘也。至于一熱即膝痘見，點于膝者不治。一熱面赤，隱紅，笑言不禁者不治。見點細碎，紫白相間，或灰青慘淡者不治。倒出三日不上，面亡出三日不及足者不治。長時天庭不起，手膊見泡者不治。出而崇頭托頦，輪耳，枕鼻細小者不治。長而頂萎，根枯，紫暗，瓢沙乾枯者不治。痒抓無血，流有白坑者不治。見點抽風，方長音啞，目腫唇腫者不治。吐蛔便蛔，氣逆痰壅者不治。六日不放白，七日不成漿，有漿而不及天庭者不治。天庭平塌，灰暗，餘痘空倉，浮衣者不治。凡四五日中躁擾撓亂，昏悶，搖頭，唇裂，口臭，六七日中咬牙，寒戰，目瞪，痰壅者，陰陽寒之兆。

△△△一熱即發，治身見紫點者不治。肉痘不出而即發之，日內死。

而未治，或疏表攻裏，而傷中成此壞痘也。必待痂落，痘盤白塌，或乾收內赤黑結不脫，或犯疤癩，嗆咽，喘，啞，抽風，雖期已滿，仍屬不治者也。愚按：痘之印標，蒼蠅即是生機，內之正氣已充于表也。即表有不充，是滯非敗。神情不亂，寢食不失，必無變，以正氣有餘也。故形色若而漿不足，得補之之力而毒化，得結痂出。腠理協和，其氣復歡，可以收聚而再發，惟在飲食而神。毒化得潰爛，外若而毒化內，而外不足處也。其痘雖不見甚惡，而神情頹敗，或神情萎靡。傷故痘有形而未正長，實從期而結成者，痘有形色不正，化作不足。或不寢食而煩躁，起倒，或不食而嘔吐，腹疼，或身發頭歪，不拘或坐臥，痘痂之言，或笑語恍惚。得補之或結癰而生者，痘有形色不正，化作不成。情或叫號，擾亂不寧，可見其內已失正，痘外形必生變，更生長總有起色，毒不化于膿漿。閉積其而生者，其外雖惡而內則安也。其神情平，備即長成。用攻用補，非徒施治療者也。三日出齊，觀形察色，吉凶即可定矣。△△△撥形而結者不成，痘有雜藥力而形有，外若或神采異常，或哭聲不休，常者，修然壞，此外似美而內則萎也。明乎此，而痘之吉凶未難斷矣。

△△△從而言之，痘熱時和，緩不充發，脈洪滑不急，不躁，即可斷吉；寢食如常，身不委頓，即可斷吉；見點尖透，點子肉厚，蒼壯，即可斷吉。反此皆險，正虧毒多，因毒敗正者少也。

## 選錄前人痘科諸方

升麻葛根湯　蜜炒升麻八分　蜜炒甘葛八分　酒炒白芍一錢　蜜炒甘草五分　蟬退二分　連翹五分

絲子凝正陽之氣入腎以啟生陽恐其陰燥故加之參以清下以去浮
進之熱也味香貴其本而扶其標不過攻托達表而已

絲瓜散　帶花絲瓜焙末以蜜水調服一錢

絲瓜性寒清化血行經痘夾熱而滯者宜之故前人用黃痘
標治解毒如辰砂散用之絲瓜皮黑虎丹用全絲瓜炭甘露
飲用瓜藤近根之汁三豆湯亦有加絲瓜者此品雖賤而前人
多之用之其功可知也今人不詳究藥性而以私心擬度用藥如以老
人牙起痘猪尾血化痘瘀皆言功而有患者取桑蛀虫之意加
白酒為其相標之形也用以催標豈知桑虫化風白酒行陽可
以動其毒達之力豈此物能入痘而為標乎曾受其攻之傷者
或可回之氣血衰敗仍之益也

蒸雞汁　老雞一支撏毛去臟之後其再洗盤托蒸汁點酒服

古方用白鴿去臟納人參末三分蒸取鴿露以助虛漿成標用雞
汁為有便也夫痘之膿漿乃屬神化陰陽協和括毒變更氣
化為液之化為漿者其清白明潤達出肌外者渾濁八日黃老皆
以前顆粒色紅界立其基也其基既立因火擾而黯因氣黯
而黯陷黑者清之虛者助之非但補可成者也若根基未立陷特
攻托亦已晚矣標激其內陽以達外表之美觀非自然之神化
故有標行而倏變者也痘之生長其標豈人力強為者哉

自製合和湯　蟬退二分　荊芥子　麥冬　桑葉二分　當歸三分　白芍一錢　連翹　甘草

痘之形色人之氣血也邪正合化陰陽協和形色乃正矣三日之內
參其表病而清之生瘡不充長其明潤則令他故則以此湯投之凭
參助陽歸以滋陰以桑葉清肺以丹皮清心蟬荷助清氣以長之所謂

保合太和之道也。

自製乾元飲　人參二錢　當歸二錢　白朮五分　鹿角霜五分　兔絲子五分　生薑大棗

未鹿冬　甚炙棗　姜

表寒之症脈加丁香三分　木香三分

人之血隨氣行，色從形化，形先嫩膜，平塌即血至而亦變(終)者，(形)闊
參厚即色淡而害也。其火毒已受，(色)症脈不足，重怯不先助陽，
恐生(他)變也，故製此方以導乾元資始之道焉。

自製坤元飲　熟地黃三錢　當歸五分　白芍五分　丹皮五分　胡麻五分　桑葉五分

熟地丹　麻歸芍　桑

血以氣化，固當潤陽，氣越耗液，亦須滋陰，不救液而氣不得和也。
如形雖正而紅艷，油光即含心火之擾，亦有肝燥之熱，以熟地滋
肝益液，歸芍潤之，丹皮所(以)化其瘀滯也，胡麻潤燥，桑葉疏風，
培陰即以潤陽，所以坤元資生之道也。

論毒之症應行攻除

治痘以調理陰陽為法之經常，以清火敗毒為法之權變。嘗見之
稟受胎熾，不輕感觸癘(時)邪，又重一經其煽動，正怯難支，形症見
逆者，固不可言治矣。其正氣尚能爭衡，見其揚火症清(者)解而不可
以攻除者也，即多氣悶(之)毒，症亦應疏表，不可攻(瀉)除，惟毒壅之症，
是痘邪痘邪交結肌肉，正不能化，發不能出，形色湮滯，神情悶
亂，腹疼咽逆，大便窘急，妄言譫語，六脈數實，此肌滯而胃府
亦滯，濁從內生，與正攻衝也。不急滌之，則邪毒為害，痘不成矣。按
宋(鍾)岳之歸宗湯，雖多攻毒重劑，然只知攻邪，不知顧正，且氣血並
破，藥品龐雜，強者可以自復，弱者邪正交傷，或損其陰液，陽火更增，
或抑其發力，留毒痘後。當其一日至六日，邪正交長，胃府蘊閉，故
皆能任受而不見其傷也，且濁降則清生，內攻則外達，亦見形色之
美也。弱者不復，外華而內萎矣。予製金玉化毒丹，用一二錢至四五

外皮薄，痘如是也。其发热和缓，日夜不偏，寝食微减，二便无差，
（六脉洪缓者）知其无它病之夹杂也。三日而见点于肌肉厚处，淡红滋润，光聳
浑圆。其阴液阳气已居和平，不论其虚实而皆善，不论其多寡
而皆必自然点齐热退，精神复常，此长贯收痂自必如期者也。初见此症，
即宜勿药待之，若以清理套方为有益之损，不知痘症之气血非
平日之静专，误药反恐有乱其表里也。

陰症綱目

痘言其险，则阴阳有不和之处，以病有夹杂之灾也。初望其脉
质，或肉肥而骨不胜，气怯而声不扬，是禀赋之阳虚也；或肌瘦而
皮不泽，气盛而息似粗，是禀赋之阴虚也。阳虚者面颊青白而
暗，阴虚者面颊黑赤不荣。阳虚发热而倦怠，阴虚发热而渴
烦。或热不三日而点已见矣，颗粒或稍小或稍大，痘色或淡或深，及出齐
而三停之稀稠不等，其成粒而从头至足之浑壮不足，并皮囊苍
白之地界分明。是其元气有权，可望有成之痘也。其之症或壮热
四逆，渴饮便泄，亟防抽风惊烦不宁，知热在肝与胞络，而不得达也。
或壮热口干，溲赤便结，恶食乾呕，睡卧不宁者，知热在脾胃，而不得
宣也。有夹杂外感者，壮热拘急，头疼身痛，时复昏睡；有夹杂内
伤者，壮热腹满，嗳噫目乾，或多痰涎。于初热之时失治，则出长
皆为所累，颗粒板滞，则将化不足矣。若夫阴虚之脉气有不足，出
长后期，变化不及，有失补托，则根脚顶陷，色变痒生，有热毒者必水
呛音哑之热毒，不寒战便泄，其阴虚之脉液有不足，痘色暗淡，
或反赤乾，有失滋润（润养），则知渴溺赤，烦躁不眠，甚而咬牙痒疹矣。
大凡黄糯累至，世带火乾收者，皆津液有亏者也。复有阴脉浑浊，
阳气受郁于血中，症脉皆实，则须涤荡，莫耗真元，此痘
中间有之症，非痘之火毒失治，则皆成此患也。

逆症綱目

痘以逆言，其纲已失提，不可以言目者也。望其脉质，肥而浮懈，骨又柔弱

痘而皮急、肌膚乾枯、且肥盖氣短、神懶目瞑、瘦之盖氣促、神越自急、青遮口角、鼻掩太陽、或昏沉不慧、或躁擾不寧、此陰液陽氣之俱衰也、凡点紫焦瘡、漫沉不升、攢簇細碎、薄嫩不堅、此真元內虧、雖望其元長而終不能化痘毒、惟伏藏于五內耳、亦有真元不固、因痘而涣逸者、一熱擁出、或鋪紅于肉裏、或蚕跡于皮膚、人則昏迷、非安靜也、或一熱而面之頰先形、笑言異常、痘發赤艷、嫩之薄之根、出齊則肢體委頓、後力不繼、而氣液盡矣、此不同痘形要而蒼厚校滯、症候劣而邪正相爭者、尚可宣導疏通、以（補益扶助）異其正根、邪伏而歸于有成也、大凡形症平平、不見惡劣、但飲食不慧、痘嫩不渾（寬）、雖見長貫、而天庭印堂（幾）不能成、此亦真元虧而但後天氣血以供其用、中途之变、終亦亡者也、此豈可因其（形症）畢平平、遂不為逆候哉、

## 險症治法

順症不可妄藥、逆症不能用藥、險症則調陰陽、療夾病、以發其氣液之元、囊化毒、以畢此痘事而已、其真元非藥石之能助、火毒非藥石之能除也、如病夫外感壯熱、憎寒頭痛身疼、拘急惡寒、可用升麻葛根湯、加羌活荆芥治之、如病夫（繼以連翹防風）驚熱、煩渴不寧、熱而瘦疹、溲赤唇口紅、可用升葛湯加鈎藤羚角、卮子黃芩治之、如病夫食滯腹滿便結、口鼻乾燥、惡食煩熱、可用升葛湯、加山查神曲、括蔞枳實治之、如病夾痰熱、息喘喉涎、便窘煩渴、用升葛湯加括蔞半夏、黃芩杏仁治之、其兼夾病而之胃形脈俱實、症候躁擾、即金玉化毒丹亦可借用者也、其症候不劣、以連翹湯鼠粘子湯相症理之（疏其內滯加以白芷青皮可也者）、虛實未分、或體虛邪實、以九味神功散加減治之、和陽其症但陰陽不化（外之表邪）、神情不安者、令和陽用之最妥、見陽氣偏虛者、脈不食、出長不快、清漿不行者、皆可以發元飲加減治之、見陰液偏虛形症皆焦、以坤元飲調之、所選諸方、心知其理、而于初臨症時、陰陽虛（實）大綱辨明、則後起症候自屬一律、而藥必不至于訛錯也、

推廣痧情

愚按温病作汗，每在七日來復之期，自出而痊，可遍周身，不因發表之劑（所生也）。前此之妄發踈汗，与自生熱汗，皆徒損津液，而邪不解，痧由此又成。于七日由顆壘成而清涼行，見至亦漸次之化者也。温病有陰陽搏擊，邪熱不解，表裏不通者，于三四日中，不形狀疹脈皆實，應攻瀉以除之者。痧中亦有陰陽搏擊，火毒不化之疹。温病有斃而不汗及痧者死，是陰液陽氣大虧，不復，痧之不能成熟化毒者亦如是也。

夫人身之汗，乃氣液所化，見因于外者，是日暑熱所蒸，見因于内者，是驚恐所越，復有自汗，為陰陽失和，非蒸而越，汗出而脫，憂心悸則因汗為傷，至大汗亡陽，而及于殞命，又人氣液虛脫者也。如痧為内外之因，見出而不長，長而不貫，或外衄成而内衄敗者，自汗之虛者也。見一擁畢出，或外華立變者，大汗之脫者也。因實之死只一條，因虛之死有多端，治痧豈可不詳參陰陽氣液，而願正為本耶。

答門人問歸宗湯治法

問曰：胎毒蘊蓄而為痧，搏陽作熱，是為火邪，前人鮮火敗毒，鬆肌達表之方，至宋氏之歸宗湯盡矣，則痧疹正宗，當為痧科定論，見諸家議論，豈可以廢乎。答曰：痧之火毒（則見其烈），寔漠之端，痘因見毒，隨發焉（外邪鬱火，非有毒氣，痧毒加以）煩燥有斷無見亢陽之氣，為患者乃痧中之一症，非凡痧而皆可言火毒也。歸宗本于必勝，以生地石膏制火，以大黄之連敗毒，以山查牛蒡鬆肌，以荊芥木通達表，且加以青皮枳殼破（利）氣，紫草紅花活血，以為至當不易之方矣，只知痧為火毒之瘡，不明痧為神化之事，夫児之稟賦有強弱，時之值遇有寒暄，歲之氣運有制化，地之南北有燥濕，妄擬一方，應症千萬，出長貫斂，率同一治，有是之理乎。但火毒二字，千口一舌，透發清解，衆心樂從，且正宗一書，粗淺簡便，朝披閱而暮疏方，是以成一歸宗湯之世界也。爾輩但念嗶嬰之苦，生命之重，則務求心知，不敢率混矣。

歸宗湯藥品
生地
赤芍
丹皮
紫草
紅花
青皮
枳殼
木通
山查
大黄
黄連
黄芩
連翹
牛蒡
荊芥
蟬退
川芎

二問曰每見發揚火症非生地石膏不能抑之沉悶鬱症非青皮木通不能
宣之結毒惡症非大黃山查不克勝之其平順之症可以勿藥似此方
即是猶以用也其製法之不善安在乎答曰發揚火症是陽有所偏而邪湊之
也生地清血石膏清氣等藥丹皮黃芩花粉犀角羚羊角之類皆可用之
非惟瀉火馳者黃連勿用耗蓋苦寒燥陰非濟元之品也沉悶鬱症是
陰有所偏而邪抑之也且有痰食寒飲壅之故屬表屬裏之分山查皆制
苦木通青皮枳殼之症或至乎正氣不振反為邪壓昏沉好寐瘧不起發
則又當輔正以啟之矣非但疏利可透者也若夫結毒惡症乃胎毒焮元
陽相搏肌中陽明胃府不得發越以致閉塞攻衝腹中結痛氣逆嘔
吐大便窘急妄言譫語脈數實其瘧之湮滯非滌胃腸而肌肉莫
宣此大黃症也但惟宗湯表裡氣血利藥寒熱涼品以自矛盾為不善耳
按宗氏意見以為氣滯血瘀也氣果強盛何得有滯血既達外何得有瘀
但見氣虛不振一擁而出者未見氣實而不透者也但見氣弱不能條達
麥紫者未見血動而又瘀者也破氣破血非歸宗之妄作乎
三問曰師言氣實之滯血紫非瘀每見氣結為痛者必通利之而後
止前人皆以痛無補法也如非實而痛皆可補矣攻血藥下必利紫烏非瘀之色乎答曰氣之
形質既不言滯結則痰涎液沫是以為痛耳攻者攻其有形也凡瘡有痛
而瘡之痛氣血凝結果成而達表者此之可以攻滯哉傷寒經產諸血病是其血已
離位乃色變者非隨氣瘡之色至表非死陰也即跌仆所傷亦氣血離而色變耶
也瘡為氣之透到表而氣自透故色變紫暗耳況血之化操之之結病
肌肉之外內已痛而不得到表未有表而自痛之理亦當但攻表痛之藥也
皆在瘡肉豈肌膚外安可痛哉
四問曰大黃為降下之品結症投之瘡反出長是非有疏透之品相濟
為功乎答曰陽明主肌肉瀉其胃滯則經自通其陽降而清升內排而
外通皆大黃之力也大凡合藥為劑臣佐悉隨君行歸宗湯重用大

[illegible]

煮，猶力下趨，豈容餘藥之氣，自為升騰哉，擬度湊合，盡為方累，故誤服而反生他變，是製方之所難故也。

五問曰：大黃苦寒氣闕，服之立見便利，赤子以嫩薄腸胃，惟痘中重劑受之，且有連投而便反少者，痘中之火毒不亦烈乎？答曰：火毒本有受拘于氣血，則盡拒于痘中，將成而火毒化解矣，其遺漏于肌肉之中者，正與爭衡，則見火毒也，爭衡之際，胃闕沸騰，故受寒攻，其有正不與爭，痘脹然也，但見形色之惡者，是正氣不化，豈毒之形色哉，昧者亦施寒攻，故致僨事，乃有平痘而亦任寒攻者，蓋痘之初標至六日，正邪相長，有進無退，一投陰液，則陽火反增，私毒者去，而助毒者加，故有日增大者，而後能勝者也，雖排擠于外，形色皆成，非自然之化，必有變更，或抑遏其發越之勢，而留毒痘後，或折損其正氣之生復，而過期變生，有百日之內，果然叫亡者，皆服大劑悖宗之誤也。

六問曰：時下醫師之治痘也，疏表清裏，千方一律，而痘家男婦，亦莫不以痘火毒，故誤于悖宗而死者，皆無怨焉，用方補救，則咸詫為異，見痘有難回，盡歸罪于治誤矣，其柰之何哉？答曰：醫以行道，事為立功，幸就俗見，是顧惜名利之徒也，君子當愷切指示，據法疏方，其有不從，聽天命耳。夫痘不循序，驟然發者凶，臨痘而即先表發，是何心哉？大順之痘行所無事，其有帶險而不服藥者，亦多完全，火毒果安在乎？乃痘家施清解，是又何心哉？是則特藥之治痘，皆懵懵盲瞶者也。若夫以麻黃傷肺而息逆音啞，以川芎傷肝而目患抽風，山甲皂刺之碰痘裂唇，地龍金汁之傷經敗胃，人牙臍帶以毒攻毒，此不惟盲目，而且盲心也。前人痘死，每有其驗，而問其所以不死也，問其所治不能也，曾經如此形色，如此治法是然得死，即以此為斷耳，未嘗深求其理，再思其所以，但言應酬而非救病也。宋氏定一成方，著而為書，後人豈便歸。諸書不足據，而痘疹正宗尤不可為訓者也。

七問曰：痘法參來病而不理之，地步其坦矣，審陰陽而平調之，引載其私矣，痘毒烈火，抑之攻之，其有微帶火毒而不泰然者，平劑當施何藥

[illegible]

乎。答曰：瘧非病也，可以勿藥，三四日間即有火毒未化，但寢食無礙，形色
自然轉正，不致妄治者也。夫以平劑調理，亦必期于有益無損。如地黃
苦寒，沙參、丹皮之清陰，石膏、花粉、麥冬、黃芩之清陽，荷葉、燈退、
連翹、葛根之疏達，皆可用也。若執套方，到處書寫，但見形色不正，則
不察症脈，苦寒任投，而疏達攻托，不審虛實，誠誤要而遺孽者也。
亂其自然之神化，反不如勿藥之有善矣。爾輩詳參，能明寒攻
之誤，火症反起，溫補之下，虛症乃呈，則時人見病治病，混擬形
色，以亂投藥餌，當時奏效，根根收功，其暗損留患者，皆可以
默識之矣。

八問曰：壬寅夙火溫燥之年，西藏大喇嘛來朝，病瘧四日，困（滯）出而死，以其壯
實之體，而瘧不得出者，非毒盛乎？答曰：瘧之出長，賴神氣化也。番人入中
國，亦久享味，任食，則肌肉加腯矣，承恩敬畏，應酬煩瑣，神傷于內，故
不能奮騰肌而出之。凡小兒神氣內怯，或渙漫不舒者，多致而形縮
滯，更死速也。此亦毒之賊生哉。

## 前天花賦

嘗思兒肺在胎元，受育于陰陽正氣，陰邪出胎，毒是陽邪，濡染為瘡
根，默伏于軀殼之中，引動于虛歲之氣，陰肺隨陽邪，必頼陰液
以托化，陽邪結陰毒，又須陽氣以布達，故脾陽衰弱（服陰滋潤而氣滯），陰毒乃不能越（少陽）
陰燥涸陽（氣滯而火熾），邪乃見猖狂（契），究之元氣有權，表雖（發）而亦能透，若夫元氣之主表（即）
和而形亦嫩乎。最危者陰肺涸而虛陽難透，尤惡者氣血弱而脫毒
不馳，審表裏之先為解散，夫病觀形色之危而調理陰陽美惡
美醜，每因內症而有變，惡形惡症，當得（寢食）神氣而轉移，先取神氣
安和，熱緩三日，顏不滯，次求飲食能進，其標從違，睡如常，腹疼喉
吐，肝脾氣亂而肢瘦，笑言妄語，心神不振而目痴，多寡豈須蒼老
稠密界要分明，一擦破出，元陽不振，細小渙沒，營衛失權，一見有
黑星精勝，周身洒墨，青紫不成粒，等如蚕子，怯皮灰暗，平塌那

堪外热睡昏沉火燎燉之候最忌腮软并腰痛附耳抱鼻腮内又藏

多隔要头锁项阴阳已见垂烧烽焰隐身红伏毒难透平塌多

闷乱遥患虽轻见点高抽隔目窜而肝阴将败形和痰如锯

头倾而脾阳欲离汗与颗粒同来表不固而何以长发血与点

标并见内起而恐不成浆满面铺红颈肿之兆平而薄嫩痒

抓之因目胞肿而唇又撕痘又不起痒抓破而血不流已忌见白坑

锁口不食而胃败锁喉痰嗽而肺伤彻夜不眠津液不濡阳气

热汗如雨浮阳将离真阴内啥气隔音哑气失难有寒热

之红终是肺虚之症将行寒颤是阳虚痘长咬牙乃阴

耗口白胃气失最忌痰声目吊面赤心气越可畏弄舌多言细

小难升面又肿赤暗不化浆难成天庭不起肢体乃见紫色根盘不

束界长即是空仓阳不化阴赤暗又变乌紫气不交血会之肆但

作浮衣寒之气虚寒则灰白陷顶表气虚热则干燥黄衣目吊

要目闭目昧尤要头仰凶头倾头摇更凶皮之浮腰稀嬌痘痂如

如常痂硬里燥者世间火干救失于扶阳益阴固有痂后之患

过于败毒清火转瞬余毒之灾痘疮多死于真虚俗医专措

夫初标症恶必有夫邪痘毒骛痰食火

疏解清涤清除若无客邪攥害痘毒虽当其分毫妄施过甚寒攻即损阴阳气液至

而毒火既不识形色之真假又岂明脉络之盈亏惜哉终身错

七日而难复诸坏症而丧生痘症多死于真虚俗医书指为毒火不如不药之免又能转

[illegible]而已悉为至言也

## 後天花赋

尝思痘毒之真潜伏藏于受端痘邪方解而入腑（鼻）神气已振动于全

形邪萌于肌肉随正气以布毒正界而邪行乃圆转以包括既引既

载邪受制而次第出长失拘失束正气之权而涣漫侵蚀长贯皆

化于肌上侵蚀则阻于脏腑痘裹受脓浆正邪之合花痘外铺红晕

乃痘毒之溃遗气血相而充圆苍白气血乖而平扁歪斜若失

尖聳蒼老何得即作圓滿嫩暗可憂艷紅是表之虛熱紫滯是
氣之退藏顏色慘雜氣不勻而痘皆毒錮紫黑青墨陷不化而
痘是實癥虛毒惡症須憑其症脈以攻除假熱惡形莫但于形
色而混治果為火毒之症必不清白爾也若是虛正嬴之身當以恍
惚委頓接日換形非順症之獨有外帶內證防忽然之變更多
寡大小不關順逆平聳老嫩可定吉凶所賴胃氣有權而後
天之根本最足神氣共守無先天之基是虛邪雖熱邪必
應于肺臟症在肌肉濁液必起于胃中故不論虛實寒攻皆
受一條濁液清氣亦行當其生之時正強者隨傷隨復于強
劫之下所以弱者邪却正敗故毒火正長不死于四五日內氣血內
竭盡殞于八九朝中試看痘結疔生外臭爛而仍可保人命倉停

○○○藥用當而長貫有成。保命則是善策歷練久而吉凶能略治療雖有良者是知天命

寢廢內虧損而不得全生。。。故明良惟調其氣血虛勞但清其

非痘而草木是用根元為攻而形色定憑其莫診治法有收斂寧以不藥得中醫

火毒不念糧餉城守能堅守而賊終自退主驕民弱強力戰而
寇必乘虛惟鎮定之法可伏畏亦虐其五盛之加難制鬼狐
思夫不達至理攻伐任意加投見點用升葛悍劑皆助毒
加丹地麴芽堪強虛白參青苓為燥赤首烏歸芍荊通疏
表滯有客邪而善防何得其于桔麥之過其津枯是虛燥而大黃可非
宜木香疏滯于長後白芷排膿于將成之前潤燥莫升提宣川芎
忌用脾虛須遠者鹿角可加審明陷痘量桂丁香皆當見
遠陰少女其勒迦地多增桑虫人牙金銀花用地乾雜血何常有
功莫信時人投甲刺休從惡術用麻黃實不動而表自衛空倉
血脫裏已虛而表不固灰陷癢塌形不成而明怖未至將少不化而
藥力雖為人事之催逼畢竟現象自然之神化循序成形吉凶
細參切莫貪功

真元大炁是本錢，痘毒是費錢之人，營衛氣血是利錢。

（營衛拘得住）六日花費利錢有餘是順症（二三日花費，拘不住）

六日花費利錢不足是險症　有本可以不虧

六日花費本少利虧、不足使用、是逆症　利盡本虧而敗

七日不費、仍無歸棄，（六日）之中、不容不費，不能禁止，是

痘毒除不去的　利錢不足、可以調停接濟，營衛消而再長，

本錢虧少，再無可添，真元非藥之能補者也。

初出蒼滯，便知本足　初出嫩白便知本少。

形色美觀，不過營衛調和，要変即変矣。

營衛不調，形色不正，或有物夾雜，有利不善使用，而可敗

壞者，本錢難得補，利錢仍再生，斷不敗壞也。

外形惡而至于破爛，人可不死，是有本也。

## 論疹症

前人立說皆重于痘而略于疹，以疹爲瘟邪傷營，但爲表病而實熱者多，（治療失當）清涼疏解使之達表而已，不知疹病内應于肺（亦起于内熱），亦可傷裏（肺胃受病），其陰陽有偏，則實者変虛，熱者変寒（多），謂疹喜清涼，痘喜温，痘中有火症，疹中豈無寒症耶？疹症之敗壞者，亦多虛寒（陽伏）之症也。其症初起必增寒壯熱、頭痛面赤，其表病也；口乾煩渴、腹疼作嘔，其裏病也；肺有（受熱）伏邪則欬嗽涕淚，傳于肝而目赤驚啼；胃有（受熱）伏邪則嘔逆便結，傳于腸而大便窘急，故急當清肺胃而疏表邪。但見点而壯熱有汗、涕淚吐瀉，氣已開通，尚可重疏其表乎？復有表氣不足、疹出湮滯者，不皆鬱結虛寒，有症脈可參也。每見今之表實者，疹出不退，或激血爲衄，或動肝生風，其清涼不當，寒（敝）致水伏，疹毒不得發泄，鬱爲咽痛齦腫，咳嗽滯下者，猶然其疹毒之重，治成虛脫而不悟也，慨夫！

貴國[illegible]

[illegible]

頓首

[illegible]

## 論疹形色

疹之發也，必起于發熱。其陰陽調和，則熱不亢盛，而有進退。或三四日見點，或六七日見點。先于腮項，次及手膊，而遍周身，半日而齊。匀朗紅潤者，正也。其初覺額熱，次覺身熱，有時熱減，次日又增，息粗，而右脈洪大者，（左右皆洪以滑者是麻疹）疹也。壯熱增寒，而脈緊，則傷寒矣。疹症大熱，或驚搐，或欬嗽，或腹痛，皆為邪盛。若氣竅之便不利，則火毒（津液）鬱也。疹出有一日三潮，三日而解者輕；一出連綿三四日者重。有普片如雲，不分點粒者，（有疹之赤暗，七八日不退者，是表裏不和之虛熱，非火毒也）總以周遍紅潤為正。若色淡則血虛，色赤則血熱，粒粗則氣滯，紫暗則氣虧。蓋正氣布達不匀，故聚而粒粗；既至又退，故色紫暗；若變烏黑，則陽氣退而獨陰凝矣。前人以此等形色皆責之火毒之盛，蓋不參之理也。若夫至于亢熱出急者，火盛而液（燥）虛，一出又沒，則正氣不載，陰陽皆虧也。故隨陰者上身先沒，隨陽者下身先沒。謂曰風寒外感、穢氣觸犯，非擬度之說耶？果為風寒所鬱，不過一時隱伏，温散自見，無他患也。若內（表）虛內陷，必喘悶煩擾，以其正虛邪實也。再以表托而又出者，表雖虛而裏尚實，（以其氣力液尚足以載之也）若表裏皆虛，豈表托所能出者哉？凡疹初而妄行攻表攻裏，有傷（氣液）正者，皆有此變，而留邪于疹後者，與瘧症之誤同，疹可畧乎哉！

## 論疹症吉凶

疹之發熱和緩，見點紅潤，疏透外見者吉。夫病不清，點赤暗燥，頭面不出，咽疼，便窘，目鼻干燥，煩亂喘逆者凶。黑而紫暗隱沒者不治；鼻翕搧口張，目瞪者不治；氣喘胸高者不治；色青見暈者、變黑者不治；昏悶搖頭者不治；疹後痰喘失音者、陽脫抽搐目吊者、陰脫皆不治也。要皆陰液力而陽氣不化耳。

## 疹症治法

和熱不亢，微有欬嗽，腹疼，右脈洪大不甚數，無他夾病者，勿藥，待之其

兼有風寒者，以防風湯疏之。見點紅活，失于周遍者，以升葛湯達之。火症躁煩，發揚衄血便血者，犀角湯清之。譫妄語者，合導赤湯用之。煩渴泄瀉，小便澀者，柴苓湯分之。疹不透而喘悶者，麻杏湯發之。大熱咳嗽者，二母湯解之。喘而便閉，以大柴胡湯下之。正虛自陷者，以升清湯舉之。吐瀉屬熱者，黃芩湯；屬寒者，去黃芩加藿香。疹症平妥，而形色暗滯，悲慘不樂，是為正虛，疹門合私湯最佳。疹後陰虧液燥，以六味地黃湯加地骨皮潤之。陽虧自陷，以四君子湯加黃耆補之。疹後病，用潤肝飲；疹後瘡，用柴胡湯；疹後目疾，用清肝飲；齒病，用清胃湯；疹後發腫，有實熱者，用清解湯；今實熱者，用溫化湯。

防風湯方　防風八分　荊芥八分　黃芩一錢　連翹一錢　蟬退一錢　甘草七分

犀角湯方　生地三錢　白芍一錢　丹皮一錢　犀角一錢

柴苓湯方　柴胡八分　花粉一錢　黃芩八分　赤苓一錢　澤瀉一錢　木通五分　甘草五分

導赤湯方　生地二錢　丹皮一錢　赤苓一錢　滑石一錢　木通五分　甘草五分

麻杏湯方　麻黃五分　杏仁一錢　石膏二錢　甘草七分

二母湯方　知母一錢　貝母一錢　麥冬一錢　桔梗一錢　甘草八分

大柴胡湯　柴胡八分　半夏八分　黃芩八分　白芍一錢　大黃五分　枳實五分

升清湯方　人參二錢　麥冬一錢　桔梗八分　升麻三分　當歸八分　甘草五分

黃芩湯方　黃芩一錢　半夏一錢　白芍一錢　甘草八分　藿香一錢　生薑一片

潤肝飲方　首烏三錢　白芍一錢　歸身一錢　肉果八分　升麻三分　甘草五分

清肝飲方　玉竹一錢　秦艽一錢　蒺藜一錢　赤芍一錢　桑葉八分　蟬退八分　甘草五分

清胃飲方　石膏二錢　青皮一錢　甘葛一錢　陳皮一錢　連翹一錢　甘草八分

清解湯方　蒼朮一錢　牛蒡一錢　連翹一錢　赤芍一錢　桔梗八分　甘草八分

溫化湯方　蒼朮一錢　玉竹一錢　茯苓一錢　貝母一錢　升麻五分　甘草七分

再申麻疹症中諸病

一瘄兼發熱，四末厥逆，是肝熱內鬱，肝鬱剋脾，則腹疼，疼則肝脾攻衝
則吐瀉。其見標之澀滯難長，不可發表攻裏，當疏肝調脾。便用治瀉方，不可攻之。

一瘄熱抽風，是肝熱液少，標見熱甚，風當止，不止則肝陰燥烈，易
出難長，中途又發，不可疏風，恐助燥。

一瘄出衄血，肝火犯肺也。兼音啞咳嗆，瘄尚徐透者，急清肺肝
血，亦要將收不足，恐有窒危之也。若他處見血或

一瘄初吐瀉一日，當止，不止者多虛寒之症。初熱所宜者甚多。

一瘄中口白如霜，是胃熾所燻，中宮防敗，並好唾不食者凶。

一瘄中夾出癍疹，是表分血熱，先從疹法清表，疹化瘄長者吉，存
毒又結者凶。

一瘄初先見搐，瘄未將收者，神氣强而危實者，清火敗毒，瘄出得
正者吉，否他危而神氣衰者凶。

一瘄中音啞，是肺虛受熱，不至成將收之期，若將收前、將收後皆為肺
肺失正氣，不能傳化多凶。當初標欬嗽，即宜防之。

一瘄中咳嗆，亦是肺虛氣怯，有寒熱之分，並別症察之外形。
不正嗆甚者凶。

一瘄中咳血，乃肝血不榮，將收前先見者凶，病後尤當調補。

一瘄中寒顫，乃肺氣不振，夾火者清之，甚者熱之，寒也。表虛受寒。令未熱甚者防瘄一陷，宜溫補之。

一瘄中熱汗，是心胃虛熱外越，宜清心固氣，若面赤笑言者為心火
外逸，失治則凶。

一瘄中吐瀉蛔蟲，起于濕熱，轉為濕寒，為肝傳脾之病，詳條傷寒烏梅
丸方，便知其故。蛔蟲死下者凶。

一瘄中目眛者，肝陰燥也；頭不正者，陽氣傾也，皆凶。

一瘄作癢者，是表虛液少，當其皮膚色滯、長不能充，則防作癢，
滋補其表，若抓破見血，見紅肉白坑者凶。風從微癢以剝穗熄之。

一瘧還結是脾肺不足，瘧生浮衣，乃瘧不成而表氣自結也，表熱則黄，非燥行也。一瘧疹作渴，初標有熱，長貫之時則有；虛疹七日後並有虛寒作燥者，得治必死。熱不足憑，以他症參之。

一瘧空倉，乃日至而氣液未化，表自衛也，陰至陽退，則乃血色紫灰，必先塌陷，為瘧不起，而身見此者亡。

一瘧平扁嫩薄，長則陷頂，氣不充也，其色即紅，亦乃表液所呈，紅為赤暗，尤是陽虛，非血熱也。

一瘧九日不收痂者，氣虛有熱，當清補之，如黄耆、黄芩、白芍之類。

一疹症欬嗽初起，表熱者昔之，疹由肺熱者清之，宜散之熱之；症脈則肺虛也，須防內陷，其目濕鼻乾，雖火刑金，亦兼虛論。

一疹中咽痛口瘡，是胃火傷肺，如二便不結，亦忌苦寒攻除。

一疹中譫語驚搐，是肝熱乘心，若疹透神清，亦忌辛涼疏解。

一疹中吐瀉，是肝熱乘脾，胃者必四厥，是肝火傳胃者必熱渴，如此即為中虛夫寒，須詳察之。

一疹色紅活，煩躁口渴，咽赤者，是火擾之故；若色紅不艷，雖有熱症脈，火擾者表熱而裏不熱也，誤投苦寒，紅必變赤暗紫烏，其氣瘁矣，瘧疹症同。

一瘧疹之後，餘毒為患，皆以前攻表攻裏，正氣受抑，不得化解之故，外形雖實，裏液已虧，其喉舌頰項之患，猶恐寒涼之過，迫心火妄升，其喘逆皆肺虛，抽搐皆肝虛，若作實治，必至戕生也。

論小兒雜病

驚痫瘧疹已詳論于前矣，其餘雜病多端，不異男婦治法，但幼科諸書（且多設名目，駭惑後人）不詳小兒虛寒之症，蓋因小兒表陽外強，乳膘肥潤，其肝盛胃實，脈至多數，虛寒之症為四項所混，每不顯然，及至形症顯然，治已晚矣，故小兒死于虛寒者十之七八，死于實熱十之二三而已，即實熱之症，其體脆嫩，脆任用攻除，亦必變成虛寒也，醫者平日留心

四经临症而察其神气之委顿，情态之乖和，脉力之盛衰，昼夜之轻重，虚实寒热自不得误。若执成见而定法应酬，则误者多矣。如疟痢吐泻喘咳等病，所最易（显）辨者也。而小儿形寒饮冷，秋患疟痢，虚寒者甚多；吐泻属虚寒不他；咳嗽属虚寒内郁者亦复不少者。方书鲜论，医人鲜知，故治误则危也。即如小儿头疮，经年不愈，盖禀受阴虚而寒湿逼迫心火，炎于头（阳分）之故也。医人莫不指为胎毒而数服皆用清解，是以不能愈也。即此一症已见庸俗之愦愦终身，而今治惊疳疟疹能不误耶？是以壮实之儿能任摧残者得以不死也。俗人之见与庸医之才相去不远，故信任不疑，儿劫之在世也。恐非此书之所能挽救也。慨夫。

如小儿杂症，惊疳疟疹最关紧要，次则喘咳吐利（泻），其风寒暑湿燥火之外感，痰食积热之内伤，以及疟痢丹毒诸（病）皆有定法，但分别表里虚实寒热六者，未有不投剂获效者也。如喘症因于外感束肺者，必兼外感症脉，而喘急气逆，可参苏散之，如麻杏石甘汤之类是也。喘症因于痰食，凭症脉而投以二陈、苏子降气之类等之。喘症因于停饮者，消胀利水，以四苓、五皮、五苓之类利之。喘症因于火逆者，不从咳而生，以治咳为主，清以抑之。喘症因于病后而生者，杂疟疹之余，亦是肺虚气实症脉，切勿为余毒可攻而混行疏降，如参、麦、味俱可用之。咳因虽多，惟痰（饮）为甚。其外感所束，内火所燔，当疏表清里，凭症脉治之。其有下元不固，为寒所侵，时咳时止，咳喉燥涕泪而屈身者，必当收摄肺肾，如五味、覆盆、仙灵、莲子、胡桃、生姜之类，所当施也。其吐出于胃，泻出于脾，必有所乘之因。热吐必暴而脉洪口渴，寒吐则徐而喉恶腹疼。

吐瀉疾者，亦多寒食吐水飲者，必有停飲，其它所因而忽吐不止，每因肝鬱氣逆，惟和解以調胃和中，但半夏生姜之（溫膽、黃連、竹茹）可止者也，寒之可用者也。如暑濕之吐且瀉者，如六一散、香薷飲、從清從濕，是而理中皆可用也。其瀉病多脾濕，故苓之术車前每用有效。亦有食瀉積瀉，飽悶者用查曲；疾（枳朴）瀉不快者用萊菔、括蔞；火瀉直出便赤口渴，則芩連、葛根之症也。至于肝木乘脾，必當以升柴提之，脾胃自損，必當以參术補之，在臨所當細察者也。雜病痢有其法，並不皆邪實之症。如夏秋之寒濕而患，或日久而形羸脈弱者，非補參者（升柴）氣（肉果）罌粟之屬不能療之。其以小兒（痢）多有餘之症哉。

## 幼科雜病方

順搐散　治外感抽風　防風　羌活　荊芥　枳殼　鉤藤　蟬退　甘草

鉤藤湯　治潮熱天吊　鉤藤　天麻　犀角　全蝎　沙參　甘草

麥冬湯　治煩熱吐乳　麥冬　竹茹　蘆根　陳皮　人參　甘草

地骨皮飲　治勞熱內燥　柴胡　地骨　鱉甲　麥冬　人參　甘草

陳皮湯　治痰熱欬嗽　杏仁　桑皮　陳皮　葶藶　甘草

阿膠散　治液虛氣喘　阿膠　杏仁　兜鈴　茯苓　糯米　甘草

益氣湯　治久瘧不解　人參　黃耆　白术　當歸　升麻　柴胡　首烏　生鹿角

調脾湯　治飧瀉痢不止　山藥　扁豆　蓮子　肉果　當歸　升麻　甘草

安胃飲　治連聲逆欬　仙靈脾　覆盆子　五味子　茯苓

香陸散　治水腫不消　蒼术　厚朴　茯苓　澤瀉　丁香　商陸　甘草

子芩湯　治黃疸　黃芩　茵陳　胡連　茯神　甘草

車前子湯　治尿血　車前子　元明粉　牡蠣　甘草

五淋散　治諸淋　当归　白芍　車前　冬葵子　通草　竹葉　赤苓

雞腸飲　治遺溲　龍骨　牡力　桑螵蛸　雞腸子

金鈴散　治疝疼　川楝子　小茴香　檳郎　鈎藤　澤瀉　甘草

艾葉湯　治寒滯　艾葉　肉果　当归　白朮　白芍　甘草

玉匙湯　治咽痛　沙参　黄芩　牛蒡　赤苓　桔梗　甘草　雞子清

平胃湯　治食停　蒼朮　厚朴　陳皮　甘草　山查　神曲

蘆薈丸　治疳疾　使君子　芦荟　大棗　肉果　木香　陳皮　甘草

蘇合香丸　治中惡　合香　薰陸香　丁香　木香　檀香　射香　蓽茇　訶子　香附　犀角　硃砂

附選單方

紅粉丸　治驚搐痰迷　天竺黄五分　胆星一錢　硃砂五分　薑汁糊丸小豆大

太極丸　治瘧疫邪氣　天竺黄五分　胆星五分　僵蚕三分　大黄一錢　冰片二分　射香二分　糯米飯丸芡实大硃砂衣

星蘇散　治諸風口噤　蘇葉五分　南星七分　薑一片　煎汁滴猪胆少許

瀉肺丸　治肺实喘逆　葶藶炒末以紅棗肉搗丸豌豆大

更衣散　治肝實不便　蘆薈一錢　硃砂二分　湯調服

二仙散　治陰盛内寒　丁香三粒　干姜三分　湯調服

柴蘇飲　治搐搦驚風　蘇葉　前胡　僵蚕　各一錢　煎滴口中

赤白痢疾　平胃散一錢　續断末一錢　合服　又　蘿蔔汁　紅糖　合服之

血痢不止　粳米　柿餅　共煮食　又　雞肫炒末　乳調服

諸瘧　常山酒煮過一錢　草果　知母　貝母　各五分　煎服　治寒多　桃仁　青蒿　知母　各五分　煎服　治熱多

又鹿角磨汁服　又　赭石五錢　硃砂五分　用青蒿汁糊丸　服一錢

泄瀉　蒼朮用米泔泡晒三次　土炒為末　服一錢　寒者以丁香一粒　生薑一片為引　熱者以黄柏三分　黄芩三分為引　虚者以益智仁三分

疹瘡身强　蕪菁子末酒服　蚕砂水外洗

冷痨虚热　附子蒲黄等分服一钱

冷劳乾瘦　桃仁百枚　茱萸三两同炒　每日食桃仁三个

瘧劳不热　干漆炭　山萸　枣仁　柏子仁等分为丸服

消渴夜溲　炒鹿角末酒服之　又人参三钱　花粉末末　茶叶城土共末　以鸡子清调服

卒心腹疼　桂末五分　小豆淋酒服之　夏月暑气勿服

中恶内疼　苦参二两醋煮服取吐　又乳香没药共末煎服

便闭不通　湿生虫研服　吮其五心脐下良

撮口风

鹅口白　南星末醋涂足心　莫更涂治口疮

疝偏坠　小茴香五钱猪胰脬食　麻雀带毛泥裹煨加糖

破伤风　杏仁捣汁服　南星防风末酒涂之

大头瘟　杏仁泥鸡子黄合涂

脐不合　烧蜂窝附之　烧車軲油涂之

阴头肿　木香三钱　枳壳五钱　甘草五钱煮服　甘草末蜜涂

火丹毒　甘草一两　黄连三钱　煮水频涂之

白秃疮　马兰菜煅灰油涂　又马蜂窝拳大　白矾指头大　煅油搽

头生疮　黑豆　紫豆　红小豆合装砂酒壶中以三根细秫塞口　可滴出油　再用砂锅底垫一瓦　倒放砂壶将糠围壶以火煨之　下以碗接滴出豆油搽之

金疮出血　又以黑豆一两　花椒二钱　甘草二钱　丹皮二钱　连翘二钱　为末丸服之

黑松香　黄松香　陈石灰　枯白矾各一两　象皮　龙骨各五钱　共末搽之　如血不止以扇轻搧　血凉则止

跌打傷　冬〻異甜瓜子各炒為末　乳香没藥各三下加酒送服　連毛鴿雞附〻

湯火傷　大黄加冰片末搽　刘寄奴米湯搽　隨撒鹽不疼瘢

吞銅鉄　燒鵝毛加磁石象牙末服　羊脛骨灰服　任食肥肉良

針刺入肉　以象牙磁石末塗〻　以乳香没藥末醋塗亦良

吞針　蚕豆韭菜煮〻吞〻加磁石末亦可　食荸薺化銅

物哽　馬勃合蜜吞〻　半夏白芷末含嚥　王不留黄柏末各以哽物煮湯下

針刺肉　磁石末封〻象牙亦可　乳香没藥末醋調塗封〻

木刺肉　頭垢封〻　鹿角灰封〻　嚼栗子封〻最妙

狂犬傷　飲韭菜汁　地榆煮飲渣封〻　杏仁嚼封〻

虫入耳　牛乳滴〻　香油並花椒滴〻　煮雞肉熱枕〻

瘰癧核　雄雞糞猪油搽　猫眼草取白汁塗〻

代指瘡　猪胆内加雄黄套〻　地榆湯漬〻　花椒湯漬〻

疔初起　刺破以人乳合鉄銹封〻　雄黄末蜜封〻

頑癬　鵝馬齒莧封〻　黄瓜内加白凡刺通孔滴汁塗〻

卒昏　韭汁灌吐　炒鹽以陰陽水灌吐　服蘇合香丸亦可

脹昏　半夏末温灌〻

火燒昏　人溲灌〻

烟燻昏　白萝卜汁灌〻　煤氣亦治

驚昏　醇酒灌〻　弥陀僧末姜湯灌〻

中热毒　磨墨錯水灌〻

産後失明　喜鵲煨去毛將食〻

産後風眼　大萝卜内安雞蛋冬埋地下春末取汁塗〻

産後結毒　馬齒莧汁加红小豆黄豆末微熬加白蜜香油搽〻

産後目赤　穀精草菉豆皮為末夾柿餅内蒸透日食〻

龍骨二下為引。胃風急迫以柴胡二下、藁本二分，石引益湯。

嘔吐　白朮一钱，紅曲八分，甘草八分，生姜一片，煎服。虚者去紅曲，加人参。熱加芦根一钱、竹茹一钱，去姜；寒加半夏一钱、陳皮五下，加姜。

霍亂吐瀉　伏龍肝二钱，連皮高良姜炒三钱，煎服。又，肉蔻一钱，煎服。

乾霍亂　熱者，枳椇末五下，童便下。寒者，肉果、生姜，煎服。

脹滿　木瓜、草果、生姜各一钱，煎。産後滿，用蓮猪肝食。

水腫　生白朮、香茹，末服二钱。又，附子一钱，茶豆二钱，煎服。

水喘　馬兜鈴三钱，煎服。又，人参二下，桑皮、防己各一钱，煎。

痰喘　括蔞皮二钱，萊服子一钱，枯礬五分，煎服。

哮喘　寒加麻黄八分，白果一個，研服。

虚喘　人参二下，核桃仁一个，研合雞子清吞之。

連嗽氣壅　仙灵脾一钱，罌粟殼一钱，五味子五下，煎服。

久嗽不止　五倍、五味、甘草、元明粉，各三分，煎服。

咽痛　馬勃一钱，元明粉二下，吹之。又，僵蠶一钱，生熟碧礬一下，姜汁服，吐之。

目赤腫　茵陳一钱，車前子二钱，煎服。努肉以杏仁油點之。

爛眼邊　研蚕砂以香油抹之。眼邊内生核，以生牛膝磨點之。

倒睫毛　羊油炙穿山甲，燒烟熏之。又，以木鱉子塞鼻。

呃逆　燒荔枝三个，湯下。又，刺鼻取嚏。

嘈心　核桃仁一个，干姜一分，嚼服。

腹皮痒青　黄丹調定粉塗之。

疸黄　赤包根搗汁飲。雞子燒研醋服。

脱肛　砂仁煨猪腰子食。花椒末猪油擦抹之。

脱[illegible]　南星末，姜汁塗太陽穴。

吐血　藕節研水服。又，桑葉亦可。

吐。夫痰者，亦多寒食吐。飲者必有停飲，其必所因而忽吐不止，每因
肝鬱氣逆，惟和解以調甲木而但來夏生薑之可止者也。溫膽、黃連、竹茹之寒，可
定者也。如暑濕之吐，且瀉者，如六一散、香薷飲，從清從濕，甚而理中
皆可用也。其瀉者多脾濕，故苓术車前每用有效。至有食瀉、積瀉者
飽悶，當用查曲、枳朴；痰瀉不快，當用萊菔、括萋；火瀉直出，暴注下瀉
則芩連、葛根之症也。至于肝木乘脾，必當以升柴提之，脾胃自換，
必當以參术補之，症脈所當細察者也。雖痢有定法，並不皆
邪實之症也。夏秋之寒濕而患，或日久而形氣羸，脈弱者，非補參者莫
氣。升柴、肉菓、訶子之屬，不能療也。此小兒多有餘之症哉。

# 幼科雜病方

順搐散　治外感抽風　防風　羌活　荊芥　枳殼　勾藤　蟬退　甘草

鉤藤湯　治潮熱天吊　勾藤　天麻　犀角　全蝎　沙參　甘草

麥冬湯　治煩熱吐乳　麥冬　竹茹　蘆根　陳皮　人參　甘草

地骨皮飲　治勞熱內燥　柴胡　地骨　鱉甲　黃芩　人參　甘草

陳皮湯　治痰熱欬嗽　杏仁　桑皮　陳皮　葶藶　甘草

阿膠散　治痰虛氣喘　阿膠　杏仁　兜鈴　茯苓　糯米　甘草

益氣湯　治久瘧不解　人參　黃芪　白术　當歸　升麻　柴胡　首烏　生鹿角

調脾湯　治痢劇不止　山藥　扁豆　蓮子　肉果　當歸　升麻　甘草

安胃飲　治連聲逆欬　仙靈脾　覆盆子　五味子　茯苓

香陸散　治水腫不消　蒼术　厚朴　茯苓　澤瀉　丁香　商陸　甘草

子芩湯　治黃疸　黃芩　茵陳　胡連　茯神　甘草

車前子湯　治尿血　車前子　元明粉　牡蠣　甘草

五淋散　治諸淋　当归　白芍　車前　冬葵子　通草　竹葉　赤苓
雞腸飲　治遺溲　茯苓　龍骨　牡力　桑螵蛸　雞腸子
金鈴散　治疝疼　川楝子　小茴香　檳郎　鈎藤　沙参　甘草
艾葉湯　治寒滯　艾葉　肉果　当归　白术　茯苓　甘草
玉匙湯　治咽痛　沙参　麦冬　牛蒡　赤苓　桔梗　甘草　雞子清
平胃湯　治食停　蒼术　厚朴　陳皮　甘草　山查　神曲
蘆薈丸　治疳疾　使君子　芦荟　大棗　肉果　木香　陳皮　甘草
蘇合香丸　治中惡　合香　薰陸香　丁香　木香　檀香　射香　蓽茇　訶子　香附　犀角　硃砂

附選單方

紅粉丸　治驚搐痰迷　天竺黄五分　胆星五分　硃砂五分　薑汁糊丸小豆大
太極丸　治瘟疫邪氣　天竺黄五分　胆星五分　僵蚕三分　大黄分　冰片二分　射香二厘　糯米飯丸芡实大硃砂衣
星蝎散　治諸風口禁　蝎梢五个　南星七个　薑一片　煎汁滴猪胆少許
瀉肺丸　治肺实喘逆　葶藶炒紫以紅棗肉捣丸菉豆大
更衣散　治肝實不便　蘆薈一分　硃砂二分　湯調服
二仙散　治陰盛内寒　丁香三粒　干姜三个　湯調服
柴蝎散　治搐搦驚風　蝎梢　蚯蚓　僵蚕　各一分　研滴口中
赤白痢疾　平胃散一分　續斷末一分合服　又　蘿蔔汁　紅糖合服之
血痢不止　粳米　柿餅共煮食　又　雞肫炒末氣湯調服
諸瘧　常山酒煮一分　草果　知母　貝母各五分　煎服治寒多
桃仁　青蒿　知母各五分　煎服治熱多
又鹿角磨汁服　又　赭石五分　硃砂五分　用青蒿汁糊丸服一分
泄瀉　蒼术用米泔泡焙三次　土炒為末服一分　寒者以丁香一粒生薑一片為引　熱者以黄柏三分　黄芩三分為引　虚者以益智仁三分

化痞丹。鳖甲醋炙一斤。白术五两。莪术三两。青皮一两。人参五钱。附子三钱。肉桂三钱。厚朴五钱。萝卜子五钱。神曲一两。白芥子一两。白芍三两。地栗子小荸荠粉八两。为末，蜜丸。早晚服。

化痞膏。甲鱼一，重二斤四两。红苋菜二斤。桃柳桑槐榆枝各一尺。香油煎去渣。每净油一两，加黄丹五钱，为膏，贴之。

又臭椿树白皮。水熬膏，贴之。痞旁水出即消。

辛未五月十四日阅毕

温热病阐微论自序

夫灵枢素问轩岐救世之书也上古少俞少师之后有长桑阳庆扁鹊仓公诸贤皆神明圣经而能应手活人者也至南阳张子始遵经立说著伤寒杂病论合十六卷医药方法乃传于世矣当汉末多事之秋其论散亡虽赖王叔和采辑成帙但叙伤寒中风而卒病不载所云太阳病而统风火暑湿燥寒之言者书隶于伤寒篇首故温热二病后人无从寻其治法也前哲许叔微李东垣喻嘉言辨叔和序文之失标内经论温之语使实心求学者有绪可拟但不推广金匮不可汗下之旨而于三百九十七法中寻取治方使后学何所以遵循哉予赋质愚鲁而性爱医学于张子之书诵向览吴又可瘟疫论虽言多创获而于时病之形状亦颇有合因而信从者数十年及深求内经而参注伤寒杂病论成乃知伤寒温热悉载内经张子于伤寒立法而并及温病之不可汗下其四自治

诸有年未及纂注伤寒杂病论成乃恍然悟温病治疗已具于六经变易之方法多向时焚膏读白而忽之也可知之而哲之不察之说俱未载经文向特未留意绕会参究而不知也历年遵经又可之妄诞误人皆不深求经文故也予历年遵经于阴阳表里和解调理善保气液使之化行使危者咸安而无不痊愈试久无失乃敢草著三论留贻高明

额甲阐微聊小阐发经之微非比吴氏之创论也后起君子其聪慧过我博览广识者愿希斧政以期至当则广治温热二病从於我朝圣世方立之达遵而可无误伤之人也夫

特

大清乾隆甲辰年冬至月北平鑑庵王廷瑞书

2018013

温病三論（旁注：热本病）　第二冊

一論温病內傷外感

夫歲運六氣周而復始，所以為萬物之生長化收藏也。六氣之中惟風寒乖變，則中人最驟，故張聖著中風傷寒論，分六經調治，為人法則。学者明乎六經傳變之旨，則推廣一切雜病，皆不出其範圍也。其温熱之病，亦（雖）由感冒風寒傷于太陽之表，但患者先其內傷，肝腎不和，復因勞心勞力，或憂思悲恐忿恚，氣有虧而後客邪傳（染）之故，（須重表和而後表可解也。安業之人温熱病，惟內虧者病之）感冒有不同也。金匱遺書鬧（全匱言之內經）匱經言首而禁人汗下，（因內傷可慮也）則傷寒方法，其中其治温之道矣。後人不希經文，且惑于王叔和變温病熱之語，温疫温書之名，遂妄擬而混治之也。愚按經稱温病者，以其身温口渴，神氣不清，斜纏而不即解也。經稱熱病者，以其身熱大渴，煩躁不寧，清涼而不能平也。蓋厥陰肝風因水虧液少，乃為風温；少陽膽火因水虧液少，乃為火熱。以內傷而加以外感，故有太陽表症，當今太陽表脈也。若夫液少而氣亦虧，風熱陷症，反不外是，為陽受陰困，則成温熱二病之壞症多矣。素問有云：太陽之脈，色榮顴骨，（温病也）榮未交，曰今且得汗，待時而已。與厥陰脈爭見者死。（不過三日其熱內爍矣）少陽之脈，色榮頰前，熱病也。榮未交，曰今且得汗，待時而已。與少陰脈爭見者死。此言太陽病而厥陰不病者，肝液可以作表汗，待之自解。若顴骨暗色，聯于頰，後知（太陽）厥陰交病，不能解也。少陽病而少陰不病者，腎液足以制相火，待之自汗。若頰前暗色聯于頤下，知（少陽）少陰交病，不能解也。經文云：有病温者，汗出輒復熱，其脈躁急，不為汗衰，狂言不能食，病名陰陽交，交者死也。此言汗出復熱，脈躁，知汗非正氣所化，可解客邪，狂言不食，則液失氣亂，陰陽交病之死症也。金匱

有云太阳病发热而渴不恶寒者为温病若发汗已身灼热者
曰风温风温为病脉阴阳皆浮自汗出身重多眠睡鼻息必鼾
语难出若被下者小便不利直视失溲若被火者微发黄色剧
则如惊痫时瘛疭一逆尚引日再逆促命期此言温病起于太
阳外感发热不恶寒以别伤寒之恶寒也脉皆浮自汗出以
别中风之阳浮阴弱也发热而渴以表初病即见液（津）亏也身重鼾眠
以表少阴见症也惊痫瘛疭以表厥阴见症也发汗灼热示人不可汗之
直视失溲示人不可下之一汗一下太阳之经病内外皆伤矣害其热汗
出而温覆之则发黄色风火相乘则瘛疭矣使温病卧床久不起者
引日也烦扰死者促命也汗下之逆可不戒乎先圣后圣论温已详
且言温热病死速于风寒昧者何不察耶夫一切客邪外伤皆自太
阳经表而入伤寒表病而里未病故当急汗且易得汗温病内
伤汗非所急且气液不充汗亦难化何可妄攻其表哉风火内起非
邪热传里何可妄攻其里哉内经云冬不藏精春必病温冬伤
于寒春必病温盖冬月数为寒侵肾气退缩精液则伤至春木
需水滋养之不得则木燥急外感邪风表里合病故与寻常之
感冒不同王叔和以为伏寒变症伤寒有久伏而始发之理乎
吴又可见前人疏解表令散寒折令功因创言邪在膜原用达原
疏之及耗液内燥则惟有以承气下之（混治乱经又创言九传）诚不知温热为何如病症也
但即其一时之病而名曰瘟疫传染世俗令知受其欺者不少矣惟
有禁攻表之辛热戒其连之燥寒二三后下而（须）清燥养荣宿病
加温而须（先）清客气是其经见之言余则皆妄说也今时之治温病
者无所遵循而惟有互相传写乱汗下寒凉杂凑方法其有遵瘟
疫论者复不知（清燥）救液而肆用寒凉攻伐所以强者犹生羸者不免于死矣

自汗者多，惟宜除下为善也。再伤寒温病，圣经并无发疹一条。
近时温病每有疹症，以疹而死者多，以疹而愈者少，疹出仍回，不得
汗乃解，可知疹为妄治所致，血液沸腾，逼迫而见者也。故发见而胃
有身分，膊有血分，粒粗不成片段，色暗不能鲜红，更加托表，徒增
烦躁，不见透发，甚而乌紫隐伏，人事昏迷，其心气散亡矣。按风热
瘾疹治法，亦惟清解肠胃，令汗下宣抑之理，况非正疹，以挥激所致者，
反指为瘟毒，岂不枉戕人命也哉！识者临此，当详察症脉，相参
理之。气乱者安其气，液涣者敛其阴，以甘温伏大热，以酸温育心神，明
手耗散，归经正化，和解之理。温病虽令出疹而死者多矣，检阅前
人方书，未尝有言及此。遍阅时下医辈，尽加口透表清解毒剂者概
法调理温热之病，症未过有出疹者接治误药，疹病莫不以奠安
收功，可知圣经不言即无其病，庸人自扰，妄生事端，而病之变幻乃多
也。

三论治温当遵经方

检阅前人治温热病，方表里温凉所制不同，如神明散、萤火丸、圣
饮子之类，是温之也；天水散、龙胆汤、栝蒌根汤之类，是清之也；
葳蕤汤、正气汤、败毒散之类，是表之也。今人用冲和汤、解肌汤治
其表，用达原饮、三消饮并疏其里，为督其汗，致伤其津，及烦热
大作，而以生地、石膏、犀角、黄连、栀子、大青等品，寒以抑之，甚而直用
硝黄、枳朴攻之，并不问其是否表实里实，脉见浮数洪大沉实，
惟昌时混投，而已伤其表里，经络不解，变症迭生，如寒结胸痞、
呃逆、假痫、疹乱、颠狂，独以为三阳传经瘟毒为患，殷而遂至于逆
时，可谓卸陋至矣。予详参圣经，揣摩治法，遵仲师不可汗下温
行之戒，用柴胡汤以和解之。口渴者半夏易花粉，热盛者加人参，另

沙参玉竹为润燥病中寒热要品白芍为肝脾阴分安辅良方以

玄参清少阴之气以养保引太阳之经大肠不通加乌梅以敛液饮水

不消加苓泽以利溲其已过三朝者七日皆自然而汗解也其左脉不振

阴液不足者加女贞熟地右脉不振阳之气不足者加麦冬人参白术尺脉

虚数腰腿烦痛肾元大虚膀胱不化则去芝加减羌柴加白术以

利膀胱之气加杜仲以助[补]下元之伤如疮角兜绿皆可化阳之气而

振发者也痛倍一见骇然以为湿病[实症]骤施补药[且胃为膀胱之腑之气充足乃达于腑]

[其出显明气液不化正]汗不行浮越不归阴阳不附之理哉麻桂可疏腠寒气表而不

[膀胱之气液化行汗乃循经外发也]可以调湿病之里也[审为]阴液之虚者地黄阳解其表阳气

[盖肝主疏泄肺为相傅二脏亦司汗行者也]之虚者以益气阳解其表惟有真元大损之人而染湿邪即

即神情恍惚肢体傍徨起卧不宁四逆脉数或齿枯唇干腰

僵腿痛色暗倦怠脉虚神其肝肾之气不化膀胱何以解答邪

身脉静身凉而愈矣又有女子经血内滞不得汗寒其实之热先宣血脉再化气液其汗自行也

若如此治而七日内外正汗自解者必脱然无患以其表里俱无防伤也致汗可遍

而復正命哉遇此而素昏人事亦须量其时势不可贪功者也至

于本病之热越汗逸神涣气浮急须挥正切勿论邪故素不自

能者牡蛎小麦乌梅等药皆不可少误治乱经见假疹而正未

大伤者以丹皮地骨茯苓悍退青蒿浮麦等品调之归经任其自

化[度]有涣之症者则从疮治之于但见假疹退后正汗方解者多未见[或假疹归经正汗始出或正汗出时假疹随]

[汉不必以疹论也若妄治伤表其形迹反不能退留为皮肤之疾矣]

有发热颏嗽烦燥便行自如生疹遍铺周身而温邪君解之意

未有和解正阳而见疹者亦知其[皆]误攻而致[者]也復有温病汗出不

及腰下者肾虚也柴胡汤中加杜仲牛膝再遣之汗出不及手足者

肝虚也柴胡汤中加首乌桑枝以达之汗出如淋漓不断者此

以前妄用之药所致以生脉沙参丹皮小麦为之有频汗不透而

止[中]者正气不振也频而至汗者气液两伤也见痉则死微汗不觉[知]次

日但觉身轻肤凉便系正汗其有不遍不可再攻只扶气液自隆

續汗行而解，有數汗出後，片時之安，又復身熱，其症脈候，一一若
邪未發也，若見氣少神靜，脈沉伏而形色衰，此正隨邪散，必生變
端，不可為也。夫溫熱之病，以七日為正解，十三日為過經，解之後自安。胃
清思食，其久臥不能起，疼痛不能食，與精失調養，即重複者，皆初
病誤用汗下寒涼傷正之故也，當其再虛，治宜安養。亦有溫病不藥
邪氣流連，變為陽明經燥而熱渴者，用白虎湯；變為陽明府燥
而內實者，用調胃湯。若飲水不消，托住心下，夜熱譫語，溲少或喘
者，勿認為白虎之症，當以五苓散利之。心虛煩燥，煩躁妄語，大便不
利者，勿認為承氣之症，當以育神湯撫之。有誤藥亂經，顛倒不寧，
遍身見衄之症，亦用育神湯和血湯治之。非邪熱內擾者，不可用犀
角湯。誤藥致吐利不定者，用苓术湯；致膈根生呃者，用藿朴湯。最
忌經亂而脈見結代，其陰陽不續，隨即變生也。有舌黃、芒刺、大渴、思涼者，十术之外復速解。
津枯急救者，乃肝陰燥涸，宜阿膠湯救之，勿認為白虎承氣之症也。又附選諸
方以備變症之採擇焉

選錄成方

柴胡湯　治溫病太陽表症和解，氣液待其自化，七日來復，正汗自行。
柴胡 三錢　厚朴 二錢　黃芩 一錢半　白芍 一錢半　玉竹 二錢　甘草 八分
葛根 四分　治津液甚虧，大渴不止，加沙參、烏梅。　治飲水不消喘逆
溲少加赤苓、澤瀉。　治溫熱煩躁，加玄參、麥冬。　治右脈不振，陰液
不足加何首烏、沙參。　治右脈不振，陽氣衰不足加白术、鹿角。　治尺脈
不振，腰腿痠疼，下元有虧，加杜仲、兔絲子。

益氣湯　治溫病初感太陽症微，右脈不振，兩寸不起，口燥不大渴之病
人參 五分　黃耆 二錢　白术 一錢　當歸 一錢　麥冬 一錢　柴胡 五分　升麻 五分
葛根 三分　生薑 一片　紅棗 二枚

地黃湯　治溫病初感太陽症微，左脈不振，兩尺不起，嗌乾身燥之病

熟地黄 三钱 当归 钱 白芍 钱半 丹皮 钱半 茯苓 钱 泽泻 钱 荷叶 钱

羌活 三分

白虎汤 治阳明经燥肌热有汗大渴脏燥之病

沙参 钱半 石膏 三钱 知母 钱 粳米 二钱 甘草 钱

调胃汤 治阳明燥实腹满便结渴热谵语脏实之病

白芍 钱半 大黄 二钱 芒硝 钱 甘草 八分

五苓散 治渴饮不消夜热谵语大热溲少或呕之病

白术 钱半 赤苓 二钱 猪苓 钱半 泽泻 钱半 丹皮 钱半 羌活 三分

龙齿 乌梅 百合

育神汤 治神气浮越汗出郑声及误药乱经夜起卧不宁之病 ○○○

茯神 钱半 枣仁 二钱 白芍 钱半 丹皮 钱半 龙骨 钱半 小麦 钱半 大枣 二枚 乌梅 二枚

和血汤 治误药乱经失血热越之病

生地黄 二钱 当归 钱半 白芍 钱半 丹皮 钱半 小麦 钱半 荆芥炭 钱 甘草 八分

本方不用小麦荆炭加犀角名犀角汤治实热血自妄行

苓术生姜汤 治呕卵乱经吐利交作之病

茯苓 钱半 半夏 钱半 白芍 钱半 甘草 钱 生姜 一片 红枣 二枚

厚朴生姜汤 治呕病误药腹满微痛或时微呃之病

厚朴 钱半 半夏 钱半 甘草 钱 人参 钱半 生姜 一片

附选备用方

阿胶汤 治肾液不足或误药伤液舌燥烦乱之病

阿胶 钱 丹皮 钱半 白芍 钱半 黄芩 钱 鸡子黄 一个

猪肤汤 治少阴咽痛及燥渴之病

猪皮煮汤温调米粉 三钱 白蜜 一大匙服

苦酒汤 治咽喉不利或有疮烂之病

半夏 二钱 醋半盏之沸去粗待温调鸡子清服

復脈湯　治温病初染心中動悸六脈結代之病

生地二錢　麥冬一錢　麻仁五分　阿膠一錢　人參七分　甘草八分　生薑一片

牡蠣散　治肝脾納虛而氣不清變為下腫之病

牡蠣　澤瀉　商陸　花粉　海藻　葶藶　茯苓　各五分末服

香薷飲　治暑月受濕染温不化之病

香薷一錢　厚朴一錢　扁豆二錢　青蒿一錢　甘草一錢　黄芩一錢

消毒飲　治瘰疹腫腮風熱傷肺夾温之病

防風一錢　荊芥一錢　連翹一錢　牛蒡五分　赤芍一錢　犀角一錢　甘草一錢

理中湯　治誤服凉藥汗後腹疼嘔逆瀉利之病

人參七分　白朮二錢　乾薑一錢　甘草一錢

## 客問

客問曰：傷寒之方法無人精通，後世所擬攻表之劑以代麻桂青龍，所擬攻裏之劑以代三承氣者，皆可不分經府，渾混用之，而（見）清凉三焦連表帶裏之法，亦有（成方）學醫之人以其簡便之（兼顧試投可效世俗亦有）繁態（倚中）假，故于感冒諸病先表後裏，夾以清凉，其不向為傷寒中風温病熱病之陽經府三陰內傷也久矣。又可創言膜原，又增達原之清之方，故舉世醫人互相傚尤，以為大法，咸倫執以應酬而已。至于瘟疫氣（至于瘟疫氣傳染之說，又可本于叔和，（存論之語）叔和本于內經厲氣之文，每責天行而衆人同病，（温病亦患在一時而）謂温病非瘟疫者何也？答曰：陰陽乖戾，厲氣流行，天地間數十年中偶一有之，其病中人則形狀異常，難以理論；温病熱病則常年必有，雖歲運積變而大勢皆同，因其裏陰先傷，表邪乃乘，故焦勞憂忿者必不能免。其一家人心不和，或（各懷恚怒而氣不順）遇事爭論，憤倫之際，則必一家

病矣。故兵荒旱涝之年，人心忧惧，则一方病矣（也）。病者既多，死者不少（相继），其秽气可染邻居，恶邪可传乡里，是皆人气，非天气也。小儿痘疹亦复如是。昧者不察，遂指为疫毒，因用攻伐，所以药死者多于病死之人也。至于汗下寒凉，惯肆施治，其阴阳有本而不得死者，虽幸贼至甚，而亦可狼狈收功（因其有收功之人，故以为可遵之法），故庸俗不悟（且），谓其所见略（庸辈）同，舍此而再无别术也。

高出一字

○二问曰：吴氏以瘟疫四时皆有，而病者如之，《内经》但云春必病温者何也？答曰：春至而万物发生（萌动），春阳而伏气发，陈人之脏气，肝为领袖，冬月发肾中之蓄，至春乃能发育，以宣化五气，故先王以至日闭关，禁人（行）者，保元阳，所谓冬藏精也。盖精者必冬月当藏，肝者必春月用事乎。要人即其要者，以明（之）标准，言春必病温，而其三时则或病或不病耳。

三问曰：一切表病初中太阳经者，莫不当先解其表，温热二病必于汗解，而忌（戒人）攻表，执此而将伤寒认为温病，岂不耽误其表病（若温病伤寒表实之病失于发汗）乎？答曰：一切外感各有定脉可凭，真知医者岂得误病如伤寒太阳病脉浮紧，拘急恶寒，或脉浮数，恶寒发热者，则必当发汗。中风太阳病脉阳浮阴弱，发热汗出而恶风（者），则当解肌。湿邪太阳病虽头痛身疼，而不拘急恶寒，且发大热，是表不郁也。其脉多中结，不出浮分，阳强脉浮必生躁汗而不恶风，是表不疏也。初病即烦燥口渴，舌焦唇乾，明显内液之少，而可发其汗乎？其自出之躁汗与妄攻之表汗，重损津液，胃乾肺燥，而以寒凉下之，是（非）传里邪结可下之乎？姑无论表邪具在不可以下，即邪气之危，如汗出谵语，其脉滑疾与腹满绕痛，其脉沉实，或便闭烦躁，其脉强大或短（满），胸短息，手足汗出，日晡潮热，脉反欠迟，诸

正陽陽明之病全不相涉(應)即太陽陽明少陽陽明復攻之症亦未曾有而率然攻之是皆(為)讀書論道之醫反乎足又可誤人于燥結之甚惟有硝黃破其燥結可(以)回津液故有下之(因)後而大汗出者行險僥倖草菅人命因復(且)以為得意而示人以妙法即病者亦以為得一下而表裏同解誠良師也此後之變端迭生身命可慮病者亦不責醫醫者亦不任過矣庸醫輩何樂而不為之哉

○四問曰傷寒表邪傳裏化寒為熱陽明府實故口臭舌黃生胎渴乎(大便燥結)溫病亦傳裏之邪何以舌黃見胎且目亦赤渴而譫語此尚(大便不行)不可以下乎答曰溫病本屬燥症脾胃自有燥氣故致目赤舌黃渴而引飲以阻心火故發熱譫語非胃實也(液不流行故二便不利)傷寒必汗出之後津液內失熱邪乘之故燥而結溫病未汗其內已燥之氣不實可妄下乎但看大熱狂言一汗則易可知其不實矣寒涼攻下彼時愛之及汗出表解而內損之症般般始顯庸人竟不悟也(溫病)

○五問曰傷寒下蚤則成結胸溫病有下之而致他變不結胸者有不因下而忽変結胸者二病之胸結有不同乎答曰人之胸上為裏之表脇下為表之裏表邪陷裏必從脇胸入腹傷寒陽明之府未實誤投寒涼攻下府不受之則逆氣上衝謂之客氣動膈其表邪因下乘虛內陷傷寒之邪與客氣遇于胸而為痞滿中風熱邪與客氣遇于胸而為結胸故治痞滿但以蔞連(瀉心)兩劑陰陽結胸則陷其胸而直使降之也溫病胃府之邪而表亦不陷不須硝黃攻胃而逆(其)氣即厄運寒中而氣亦逆也昧者不知復不問症脈仍投括連危殆所治全非誠可鄙哉

氣液流通汗解之後大便即行氣通而液不足則汗後便難矣如肝腎陰虧其陽氣更衰則汗前即利汗轉不出或汗便交行隨又欲便此非大通之氣不固也必須滋劑矣補之恐厄運可寒下耶

○六問曰傷寒有汗不汗因而致衄者有衄而不解仍須汗者溫病衄血亦如是乎答曰傷寒論衄病四條一云太陽病脈浮緊發熱者

自衄則愈此表氣鬱而火入陽明微血上逆衄而脈緊去表亦解矣血与汗同一液也一云脈浮緊發熱不發其汗因而致衄者仍當汗之此表寒束鬱熱失解致衄然脈不去則仍當汗之也一云脈浮緊發熱八九日不解乃發其汗其人必煩躁目瞑必衄而解此鬱極而血已離經始解其表血仍欲衄也一云少陰病脈沉細數厥而令汗乃強發之必動其經血因外逆此少陰裏病誤攻其表故動經亂血也溫病令脈浮緊三條有少陰病一症不因發汗而自衄者是其肝虛氣逆浮熱所成惟宜調肝清熱以平之因發汗而致衄者是其妄疏太陽血逆清道而出惟宜飲液清氣以定之固令麻桂宜防再疏之理亦令生地犀角涼血之道而肅革凡見血症即（名曰紅汗傷寒）投犀地者溫病大熱而涼藥尤肆其用也者誰知詢症脈哉

○七問曰尋常感冒汗解令時果係溫病則汗須七朝出有數日之後方得見汗之出濁臭不同傷寒而汗後脫皮袒甲落髮墮髮者何也答曰傷寒中風其發于陽者七日愈發于陰者六日愈非但言其汗出此言汗後之變出愈也溫病內傷惟七日乃可復正氣液交通汗乃自出而解邪也當初病而急求即愈混施治療致內傷難復則數日不解多惡氣鬱結日多氣液濁而汗乃臭也故陰鬱之甚者神明皆亂寃鬼不安有夢遊地府復還陽世者是其陽氣鼓伸破陰而解也及肌膚之氣液有傷則脫皮筋脈之氣液有傷則袒甲血液之正氣有傷則落髮陰髮汗後又奪生新職為再造今之誤治者多再造者同竟以為溫病汗後皆應如是豈不愚哉

八問曰傷寒有食復風復勞復陰陽易復之病未嘗言復病皆重多至于死者今之溫病有二三重復之而死者吳氏謂

伏邪不淨，又萌為病者，並乎？答曰：溫病汗解，脈定身涼，可知表裏之邪已解矣。其再發之病，皆是因虛，或表虛而不能衛外，風寒襲虛，而不能化穀，復病是其新病，不可以言宿病也。有溫病治療不善，調養失宜，次年行溫再病，更易豈可謂上年之留邪乎？有汗下清涼猛劑收功者，正氣雖復，形體殘虧，二三年間，偶因微病而即死者，是前溫病醫人誤治之遺害也。病者固不自知，醫人孰肯任咎，而天鑒不遠，斷難[illegible]（終有報施），乘時運而日日造孽者，甚可危乎。

大凡溫病，得按補治法而愈者，不重復，不旺，羸之滯悶，懶食之弊，亦無多食不能之虞，還其平日之原而已。起居飲食一有改常，便是內傷，其善惡尚未可定也。

〇九問曰：溫病汗後、瘧後、疹後，每有發頤腫項、膊浮生瘡者，皆稱餘毒，仍應清解之乎？答曰：大凡邪毒重盛于外者，必速傳于裏；積甚于中者，必即發于外。溫熱瘧疹，其實毒何不于病勢正盛之際發之，乃發于汗解邪衰之後耶？盡邪熱之病，以苦寒折之，抑而雖發，然留有不盡，以利藥攻之，正傷難化，則潛伏不行，待病後正氣稍伸，或和藥養正，而留邪乃漸透露者，其患一形，而神情脈氣必見安和，飲食二便不見淵悖，仍當扶正使之化解，不可又以利藥傷之也。若病未解而形脈虛羸，其外症忽發，浮漫紫烏，色憔僵硬，或隨潰痛楚，敗血浸淫，飲食減少，神情傍徨，或脈反鼓蕩，正氣散逸，是死症也。此妄藥傷中重損其虛所致，何餘毒再發之有哉？

〇十問曰：溫病夫行有相傳為羊毛疔者，其病方書不載，是何氣所使然乎？答曰：天地間以氣形之，氣化生有形之物，形者陰類也。如陰病為疽，頑瘡不化，久則敗膿結物，有似乎骨者，名曰多骨疽；久結受骨擇結，變毛有似乎骨者，似乎毛非骨而毛也。惟溫病陰氣鬱結胸悶之際，試以蕎麵為劑，于胸背擦搓，其麵中必有如綠麻紆纏之物，是陰濁之氣為麵拔出者也。其結于肌膚之內，聚為類瘰疬之則

兒長綠如羊毛毛之生于人身而爲疠惡哉相傳元末時有婦人
發見羊毛呼賣未幾其處皆病疫而生羊毛又明時有夜尋軍
過一邑者問云今夜有婦人過此阻之勿令前往若令其過則前村疫
病死亡甚多也至夜果然其婦拜求不允而退及夜盡而軍人就臥其
婦又來見于夢曰此天數也汝之阻之今先將羊毛病汝矣次日
軍人病且死而彼村亦不遭矣二說皆婦人爲之是陰類也今人指
爲疫毒疠病肆用寒攻之不知相左手若以温利化氣必當勝之矣

○十一問曰婦人胎產与常時不同小兒嫩弱与男婦不同病温者治法
有異乎答曰婦人經前經後傷寒之法最重和解胎前以清熱爲當
胎產後以扶陰勝邪其攻表攻裏相兼施治而温病内傷則惟胎前
氣滯汗最難化產後液虧汗最難行予每以白术杜仲續斷當歸
之屬助其和解胎前得汗後清熱地黄香附沙參之屬助其和解產
後汗行仍兼兼脈以别熱寒之不可不取效者也至于小兒病温其壯熱
甚于男婦蓋陽氣盛也故以救液爲主化氣爲急其辛温疏利之品在
所慎用倘遇氣分不足者當參入犀角亦不可少也若其日間不熱夜分
亢烦多因内傷生冷或由温在中幼科慣以寒凉清導治小兒
值此設藥施治不必驗病增有因而变爲痠癡脾風者皆不冒昧者学
之醫也

○十二問曰温病熱病四時皆有常年必行是又可以達原之清爲主
治今人所擬之方眾手一面同其病果屬類而無所改变乎答曰
尚有不同今時稟賦有厚薄也花甲干支迭更遷氣運有更換
也雖其表裏之傷臟腑經絡不異而人居氣交之内寒熱燥
濕錯雜之乎如今歲甲辰大運濕土而寒水司天温病之人每兼
並脹满泄瀉汗後变爲痞腫用藥惟五苓蒼朮取效甚捷回

憶癸卯年火運燥金民多肺病壬寅年木運相火民病肝脾來年
乙巳金運風木今冬之病咽喉者已見風燥乘肺之火矣其丙午
寒水不上迫君火溫病者行必為時人之疏散寒攻戕賊人命也庸
輩于經書不讀色脈不諳而今之氣運隨時體察更不能矣
有志濟世而忍為軒岐之徒者其勉之乎

十三問曰溫熱二病前人皆無定論以其不讀素問金匱論溫之文而惡心揣摩不
明二病之旨也吳又可妄用聰明創言膜原九傳而惟知寒攻爲法後之戴麐
郊廣其論說更將傷寒條款指爲溫病以致時人只知而不求經文汗下清
涼俱假為真憒憒之誤人竟不悟也因往昔人質多強健倖汗解而加餐食胖
體遂以為溫病應如是治而不知邪正同消引食自救胃累伸而氣累
充又更一再生之體也近時人質多弱因汗下而傷正不能復或轉成怯症
或遺患一二年後復病而死者病人不知咎前醫之誤醫人但知收現時之功
舉世皆然良可歎也君之溫病論成語雖甚明而今之庸俗盡瞶孰能于
頭疼寒熱之表不用疏散煩渴大熱之裏不施清涼詳參色脈進取至理哉
恐此卷之不能行于世也答曰為醫者上承軒岐仲景之道下啟仁心濟世之
人是其職也況溫熱二病久已失治先聖之道暫墜欲泯于幸而千慮一得能
于發明豈可以不盡言之而啟後學乎但世道人心日趨于下造孽天罰疾苦
應之正治大不禁夫庸俗爲醫者藉之以行罰也並悟醒者之不可墜良醫亦
不可少留此以為二三同志討論至理原不能使庸俗盡懂揭天道而去冥罰
聊盡之了為醫之職而已矣

論道之書不應有忿世之語此篇當刪去

## 附論天行時病並錄成方

夫陰陽五行化生萬物，萬物中有非金非土似木非木等物，為五行雜
氣所產，不純之氣，莫可名狀，故所產之物亦不可枚舉也。故內經
有厲氣之說焉。世俗稱為諸瘟者，如猝腫者，曰大頭瘟；猝
腫項喉，曰蝦蟆瘟；吐如爛肉，曰瓜穰瘟；遍生疙瘩顆纍，曰疙瘩瘟；
伸項吐血，曰探頭瘟；青腿牙疳，曰肝鬱瘟；與諸翻病、白虎病，焉
痧脹，皆市俗所傳，而治療亦合今之法。金匱所載霍亂、百合、狐惑、
陰陽毒病，分霍亂在府經，百合在脈，狐惑在經府，二毒在府肉
臟郵，有淺深，病有生死，推原其義，可以治諸瘟也。郭右陶分
痧病在皮膚、肌肉、經府而不同，用刮、用刺、用藥各異，亦可參之于諸
瘟也。如金匱云陽毒為病，面如錦紋，咽喉痛，吐出膿血，以升麻
鱉甲湯治之；陰毒為病，面青，咽痛，身如被杖，用升麻鱉甲湯去
椒黃治之。蓋以肝膽受邪，風火為災，肝陰一盛則膽陽不行，結陰
于內，格迫陽于外，則為陽毒，故以鱉甲滋陰通肝膽，升麻解諸毒，當歸利血，
甘草調中，川椒、雄黃所以破陰結而復陽氣也。其迫陽于內，見陰于
外，則為陰毒，故去椒黃，多犯陽結也。二病五日傳，尅未周，故可治之；七日
復經則不可治矣。如王衡云痧病之初，亦如風熱感冒，而脈忽微洪異
常，伏匿可駭，繼而腹中攪痛，或僅厥昏迷，以及咬牙反張，妄語
喘噫，症亦不倫，即視其兩腿灣、臂灣、胸背、肋下，有青紅紫痧筋，
以針刺血則解；痧筋隱者，以麻蘸香油刮之，即顯。甚而刺十指
之尖，頂上百會穴，喉旁人迎穴，舌下兩側穴，放血則勢自定矣。藥
用荊花散、救痧湯、荊芥湯，酌與服之，皆易犯熱也，療湯如痧病
見胸高氣促者不治，胸背脇腰中有一點結痛甚者不治，鼻孔
如烟煤，瞪目，頭汗者不治，面額青黑，舌卷囊縮者不治，脈大言

倫伏匿全会者不治，即此二説皆可以参考痘病者也。

錄方

升麻鱉甲湯　鱉甲三钱　升麻一钱　當歸一钱　甘草一钱　雄黃五分　川椒五分

寶花散　荊芥五钱　降香四钱　鬱金三钱　細辛二钱　為末服一钱

散痧湯　荊芥一钱　防風一钱　枳殼一钱　銀花二钱　陳皮七分　細辛五分

頭面腫加菊花之屬，可治大頭瘟；咽喉痛加牛蒡、射干，可治蝦蟆瘟；

瘟　手足腫加威靈仙、牛膝，可治疙瘩瘟；發大熱加犀黃連，可治瓜

穢痧　惡寒加柴胡、羌活；腹脹加厚朴、大腹皮；小腹脹痛加青皮；

心痛加延胡索；痰盛加貝母、栝蔞；血痛加茜草、丹參，可治探頭瘟。

嘔加童便；痢加檳榔；渴加花粉。

荊芥湯　荊芥一钱　防風一钱　青皮一钱　陳皮一钱　連翹一钱　川芎五分

大便閉加枳實、大黃；小便閉加木通、澤瀉；暑氣加青蒿、黃芩；

嗽加桑白皮；血痛加桃仁、紅花。

牙疳散　人中白三钱　兒茶一钱　黃柏一钱　青黛一钱　硼砂一钱　薄荷五分　黃連五分　甘草三分

冰片一分　牛黃一分　珍珠一分　為末搽。

吹喉散　硼砂二钱　天竺黃二钱　硃砂五分　玄明粉五分　冰片一分

治痧便方　食鹽湯加新汲水服；明礬湯冷服；掘坑加新汲水攪澄服。

録内經論温熱病所忌

内經曰：温病特行大熱，其脈細小者死。 温病屬内傷，加以外感不能宣化，大熱則陽亢陰虧，脈雖數，微而躁鼓，為陽不過正氣自鬱耳。若細則陽氣衰，小則陰氣虧，正已失而邪不能化也。

温病下利，腹中痛甚者死不治。 腹痛乃肝乘脾者多，痛甚則木急而土敗，必見厥逆，額青。若身發大熱，則又乃外陽内陰，此正難化邪，表裏莫治，故主死。

温病汗出，出不至膝下者死。 温病肝腎陰虧，陽氣蒸而陰不能和之，則下部無汗，知肝腎内虧之甚也。若形脈不見衰頹，於和解劑中重加杜仲、兔絲、牛膝之類，或以地黄湯滋之，亦可可以回，非不死者也。

温病厥逆，汗出，脈堅强者生，虛緩者死。 厥逆是肝病陰陽不相順接也。汗自出，雖表虛，而肝主疏泄，表病亦不忌汗。惟脈堅堅（强）正氣不衰；若脈緩虛而見解㑊敗象，則汗出又乃厥逆之甚之不應見者也。

熱病二三日，身熱腹滿，頭疼，飲食如故，脈直而疾者，八日死。 熱病少陽火炎，少陰中少（缺），其腹滿是腎氣不藏，必在于下，故尚可以食。其脈僵直，無陽和之柔；其脈急數，無陰液之綫。直而又疾，七日不復，八日乃死矣。

熱病四五日，頭痛腹疼而吐，脈來細强，十二日死。 四五日表不解而頭疼，裏又急而腹疼，胃受下氣之逆而作吐，其脈細强，必如循刀刃，胃之陽氣敗也。七日雖過，而十三日不得再經也。

熱病八九日，頭不痛，身不痛，目不赤，色不變，而忽下利，脈來喋喋，不彈手，時大，心下堅，十七日死。 八九日客邪似解，則裏氣當和，

忽而下利脈來柔軟或內虛也其脈時大又似邪有未淨且下
利不宜(應)脈時大亦不宜心下堅症脈兩涉攻補兩難此正氣邪氣同
衰其流連不和之餘氣為患耳中土旺十八日故不及期然其神情
亦必露其敗象也

熱病七八日脈不軟散不躁數其人當瘖瘖後三日汗不出者死
七八日當解之時脈不軟不散又不急數乃正邪相爭欲解
之情形是火重爍金脈不應于手太陰經因見其音啞也夫
肺司其表氣液能行汗仍當至又三日多汗其肺當絕也

熱病七八日其脈微細小便不利加暴口燥脈代舌焦黑者死
當解不解脈反微細小便不利乃肺受火傷水道失源也加暴
口燥舌焦津液全失其脈代而氣將不能續矣

熱病脈躁不得汗者陽之極也十死不治　汗為陰液陽氣合
同所化脈躁身熱為陽自亢急當大施甘露以救陰液若失
治過期有不耗乾者乎

熱病已得汗脈常躁盛陰氣之極也主死熱病已得汗常大熱不
去者亦死　汗後邪解則脈當靜仍躁乃陰液虧而奪汗更極
也其大熱不去亦陰枯而陽不內返滋陰扶陽盡人事而已

熱病未得汗而脈盛得汗則瘥不得汗而脈躁疾者難治　温熱
之病未得汗時邪正相持故脈當躁盛亦氣可達汗之徵若脈
躁盛七八仍不得汗知孤陽不得其和必須培陰以化之若拘庸
俗妄投表散更傷其陽或施苦寒燥抑其陰仍多合化之
理此治之難而非不可治者也

附錄醫案以明汗後身熱脈大是虛非實

予曾記二十年前有吳姓醫人病温汗下誤治二十餘日症已壞矣

予見其脈大虛數人事尚清以地黃湯救其陰而躁渴退便亦行
復以益元氣湯救其陽而次日顫汗大出時已二十八日矣其人安靜
午時又復大熱而其脈仍數大予以為汗後犯忌不敢與藥乃弟
惟守係陰清涼又七日變症而發數年前有段姓病過十餘日
前來服冲和達原白虎等藥見其目赤口渴昏悶妄言泄瀉不止
脈皆數大按而弦滯此內傷正虛外邪不化氣液不循常度不可
以實論也用小柴胡湯改花粉麥冬加白芍烏梅一劑頭面
二劑大汗如收瀉止渴定目赤亦退其脈仍數大但有緩形身
熱稍減仍不清和此正氣大傷邪雖驟解既有退意非犯忌也
再用雷柴胡花粉百合沙參麥冬玉竹茯神等藥一劑又
見大汗漸遂衣被而脈靜身和矣今歲有傅姓病過五日
未曾服藥其人目赤神昏如眠口渴譫語而身溫不熱脈小不振
左部尤數問其腰腿痠痛此肝腎大虧邪不化也用雷柴胡花
粉麥冬玉竹白芍加杜仲兔絲子一劑次日神稍清脈稍起腰腿
痠痛減半再用雷柴胡花粉百合沙參麥冬白芍杜仲首烏
等藥方見煩躁身熱半日許而大汗出大便行其自言身心頗
亨其目赤雖退而身溫微熱脈反緩大此邪方解而正未復陰
陽尚不能和也用八珍加減沙參百合烏梅等品陸續有汗身和
正復思食而安此大虛之人汗後未能脈靜身涼邪雖盡而
正難復也此豈汗後脈躁身熱狂言之比哉嘗年吳姓著以
青補元氣湯等湯至為調治譫亦不至失救也前於以汗
前忌小脈汗後忌大脈不言正衰但曰邪重致犧治者多也用
補之事最多也吳段二人服汗下藥脈大病不解傅姓未藥脈小補
之使脈振而方能解脈有真假皆屬正虛治溫病者可不詳審之乎

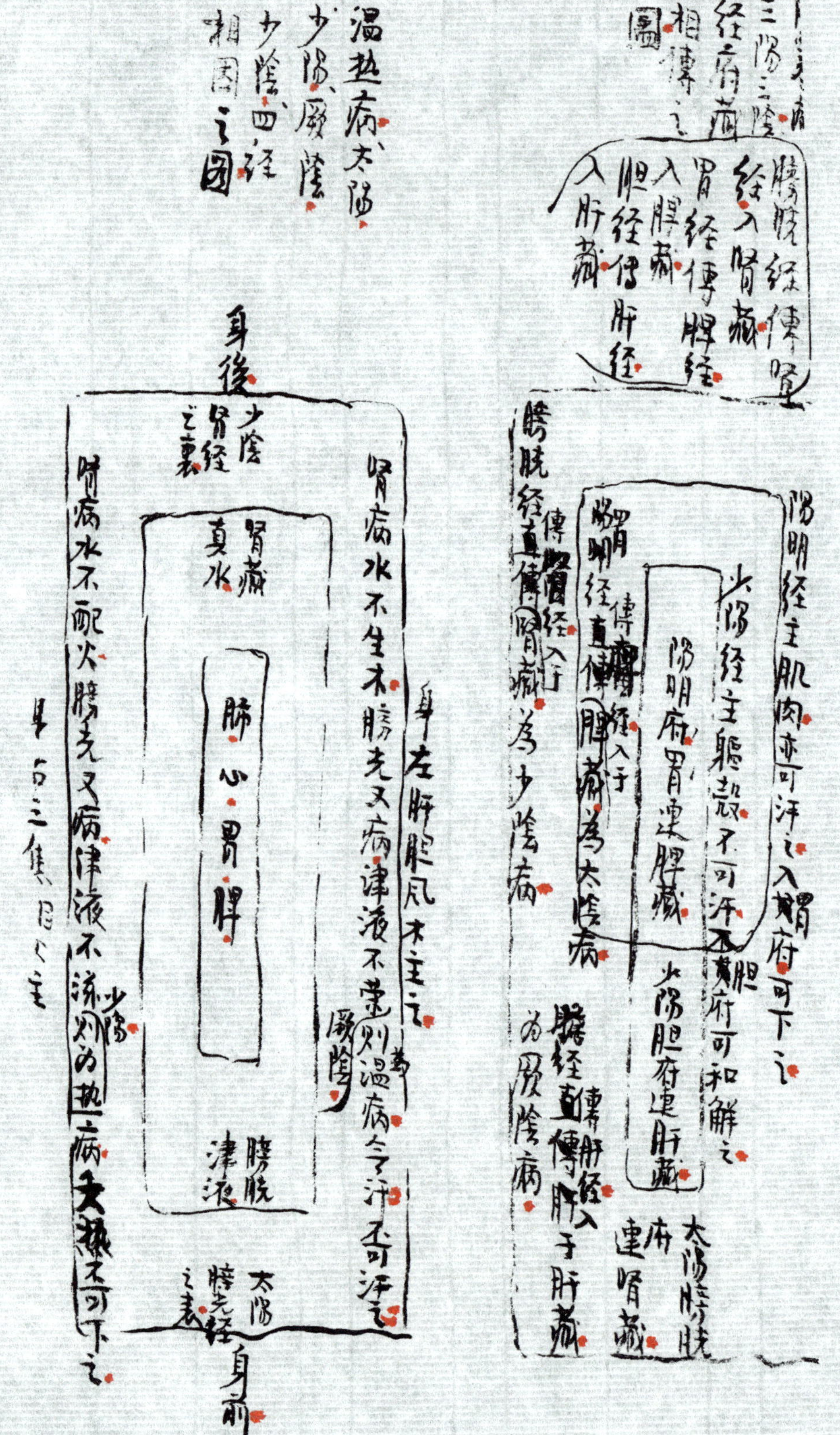


此按摩看五七遍，明白過病，亦通傷寒。
不明者詳向，不可混過。

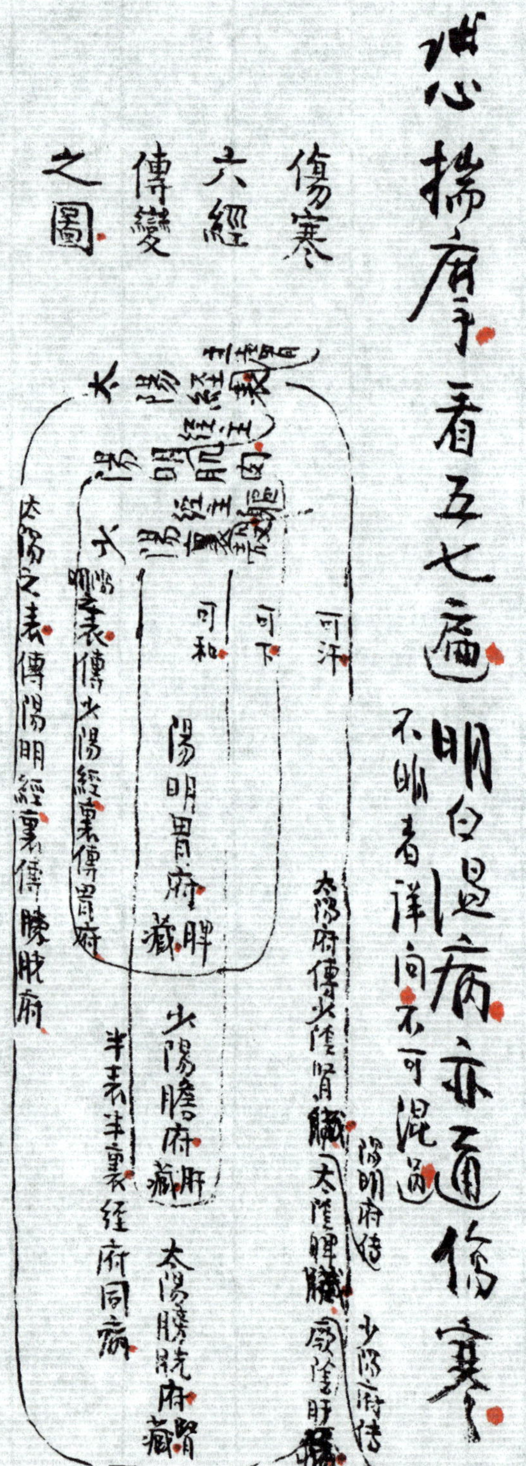


改照單篇式

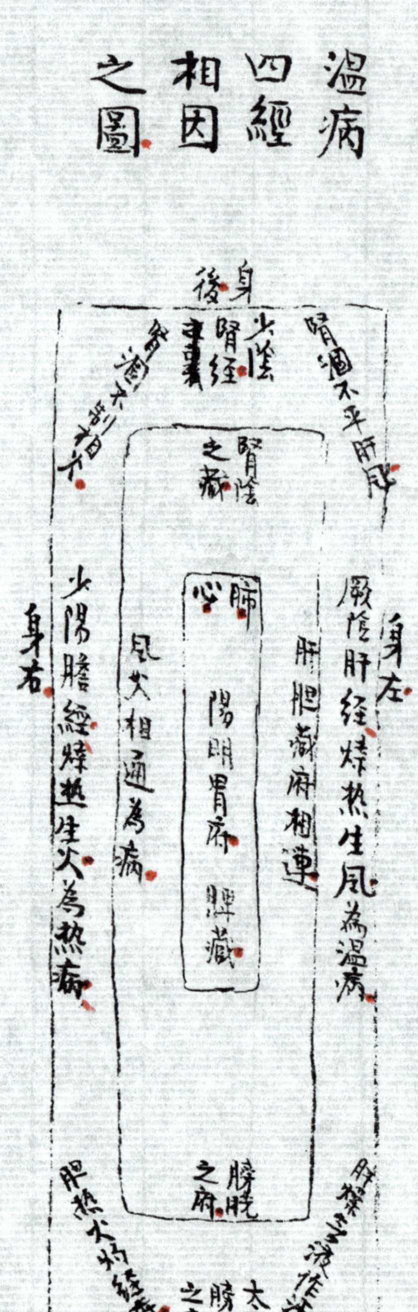

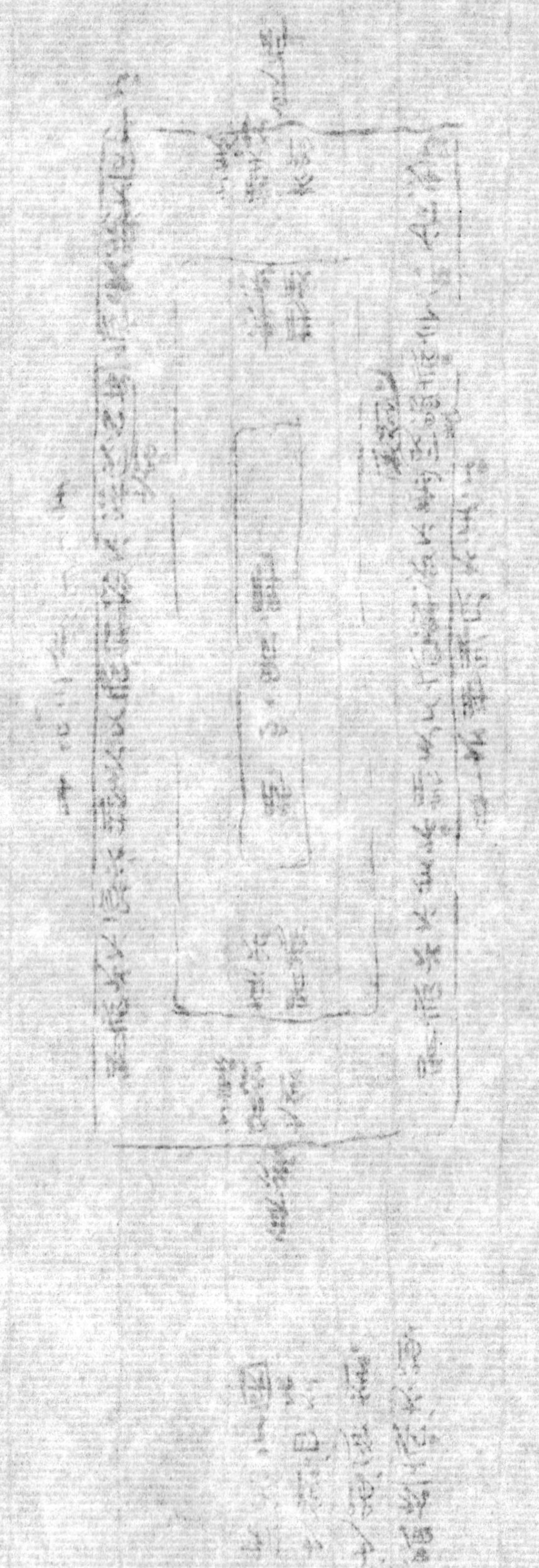

傷寒六經傳变說

傷寒言六經者乃足太陽經主一身之表其內為膀胱之腑足陽明經主一身肌肉其內為胃之腑足少陽經主一身軀殼其內為膽之腑風寒客邪先中膚表次傳肌肉再傳軀殼由太陽之經傳陽明之經少陽之經也或經病而腑亦病則膚表受邪膀胱不利肌肉受邪胃府不利軀殼受邪膽府不利矣故當其邪在太陽之經急汗解之免致內傳若傳入陽明之經仍使自太陽外解（傳）及陽明之府則須從胃府下之矣其但傳經而及于少陽者其經外不涉于太陽內不涉于胃府（為）半表半裏則不可汗不可下惟有和解使之自化失治亂經則邪必傳府其臟若虛膀府必傳腎藏胃府必傳脾藏膽府必傳肝藏而三陰之臟亦能自傳所謂傷寒六經傳变之病也

△

溫病四經相因說

溫病言四經者乃少陰腎臟之經太陽膀胱之經厥陰肝藏之經少陽膽府之經也人之腎為五液之長液足滋肝則內風不起液足制膽則相火不炎腎又為膀胱之裏其氣液外充則膀胱化行因府及經而一身之表皆能和矣苟裏液有虧肝急風動膽燥火興（而三焦）反吸腎液而涸膀胱卒遭外感太陽經病其氣液安能合行而驅邪外解哉此四經相因之表病不同太陽傷寒之症也夫太陽病而兼厥陰肝（溫）風則為溫病太陽病而兼少陽膽火（相）則為熱病溫熱二病內傷加以外感故有外感之症而無外感之脈且發熱口渴即見裏症昧者不知有用沖和湯（麻黃）而大汗亡陽者有用（沖和湯而六經擾亂者有用）達原飲而躁煩增劇者蓋胃府（無故）受藥表裏兼傷而変症迭生豈特表邪不解而已哉庸輩類聚寒涼攻下以剿制之强者

七日自復，雖汗出表解，而五内已為擾亂不堪矣。羸者中宫受傷，因胃及脾，变為陰寒，其表邪尚在外留假熱，則其表裏之虛實寒熱混淆不分，雖有善者，亦莫可如何，當時其誰為善者哉！然亦有真元大虧，得病即在脈弦張，神情徬徨，氣液[illegible]，不能托化其表邪，惟有瞀然丧命而已。臨温熱病者，六脈不振，四末不温，腰腿痠痛者，即須急顧内傷，而今人臨症見熱，出手解表，不敢指為傷寒，但云天行時疫，猜擬六經傳遍，混施傷寒諸方，有曾閱瘟疫論者，便自謂高明，下此之人，雜湊為方，汗下清涼而已，互相傚尤，熱為定法，敢云傷寒正治，能用汗下，誠為張仲師之大罪人也，世醫云乎哉！衆見咸同，求一窮經究理之人，槩世罕有也，良可慨夫。

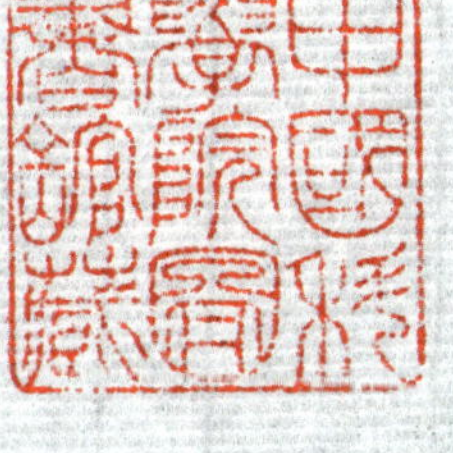

孫真人千金平脈法

分別病狀

、脈數者病在府，脈遲者病在藏。脈前大後小，即頭痛目眩；脈前小後
大，即胸滿短氣。上部有脈，下部無脈，其人當吐，不吐者死。上部無脈，下
部有脈，雖困無害。數為陽為外，遲為陰為內，陽前曰前曰上部，陰後曰後
曰下部。下部尺澤陰陽之本也
、夫脈者血之府也。長則氣治，短則氣病，數則心煩，大則病進，上盛則氣
高，下盛則氣脹，代則氣衰，細則氣少，濇則心痛。渾渾革革，至如涌泉，病
進而危；弊弊綽綽，其去如弦絕者死。伏細有力又為鬱脈。渾渾者如濁
水之湧，革革者如敗鼓之皮，弊弊者日之斷落，綽綽者如烟瀰散寬緩而弛
、緊而急者病在上，長而緩者病在下，沉而弦急病在內，浮而洪大病在
外。脈實者病在內，脈虛者病在外。在上為表，在下為裏，滑為實為下，數
為虛為熱，浮為風為虛，動為痛為驚，沉為水為實，弱為悸為虛，遲則為
寒，濇則少血，緩為正虛，洪為氣熱，緊為寒，弦數為瘧，弦數多
熱，弦遲多寒，微則為虛，代散不治，弦為痛痺，偏弦為飲，雙弦為
脅下拘急而痛，其人濇濇惡寒。脈大寒熱在中，伏者霍亂，安臥
脈盛謂之脫血。代脈不續，散脈不相屬，邪勝而正衰也。脈盛陽強，安臥則非邪也。
凡亡汗，肺中寒，飲冷水，咳嗽下利，胃中虛冷，此等病脈並緊。浮而大者為風頭
重鼻塞，浮而緩皮膚不仁，風寒入肌肉，滑而浮散癱瘓風，滑為鬼疰，
濇而緊痺病，浮洪大長者風眩癲疾，大堅疾者癲病，弦而鉤脅下如刀
刺狀，緊而急者遁尸，洪大為傷寒熱病，浮洪大傷寒秋吉春成病，浮而滑
者宿食，浮滑而疾食不消，短疾而滑酒病，浮而細滑傷飲，遲而濇中寒
有癥結，數而緊積聚有擊痛，弦急疝瘕小腹痛，又為癖病，遲而滑
者脹，盛而急曰脹，弦小者寒澼，沉而弦者懸飲內痛，弦數有寒飲，冬夏

雜治外祟曰鬼疰瘵結曰盾遁尸陽邪脉當秋應退當春則進癖為積澼為利

緊滑者吐逆小弱濇者反胃遲而緩有寒微而緊有寒沉而遲內冷微

弱者又寒少氣有實緊者胃寒不食時時吐利不治滑數心下結熱盛滑

叔忌浮成脉

疾胃中有熱緩而滑曰熱中沉而急傷暑暴發虛熱浮而絕者氣辟

大而滑中有短氣浮短者肺傷諸氣微少不過一年死法當嗽也沉

而數中水冬不治自愈氣滿重傷失度也兼短更甚沉數陽氣在內故易愈

短而數心痛心煩弦而緊脇痛藏傷有瘀血沉而滑為下重亦有背膂痛

脉來細而滑按之能虛因急持直者僵仆從高墮下病在內微浮秋

吉冬成病微數雖甚不成病不可勞浮滑急疾者以日合病久易愈

脉沉滑氣下着則上而肩髆不利墮墜下恐瘀脉浮冬瘀冬月脉宜沉反此

則病數脉氣行速血不停留也但數為虛不可勞耳

、陽邪來見浮洪陰邪來見沉細水穀來見堅實脉來乍大乍小乍長

乍短者為祟脉來洪大嫋嫋者為祟脉來沉沉澤澤四肢不仁而重為祟

脉與肌肉相得久持之至者可下之弦小緊者可下之緊而數[中]寒熱俱

發必下乃愈弦遲者宜溫藥緊數者[浮]可發汗邪祟之傷氣血不

定脉亦不定或浮而數之陽或沉而下趨者皆出示也浮緊數而惡寒者可發

汗者也緊數中後寒熱合定者內邪也故應下之

## 三因分切法

脉諸浮沉弦緊不濇滑見于寸口為膈以上病見于關部為腹之病見于尺

部為腰脚之病

診寸口脉滑而遲不沉不浮不長不短為平脉左右同寸口脉中手短者頭

痛中手長者足脛痛中手促上擊手者肩背痛寸口脉沉而堅者病在中

浮而盛者病在外沉而弱者曰寒熱及疝瘕小腹痛寸口脉沉頭髮不墮之疾寸口

脉沉而緊者心下有寒積時時痛寸口脉沉而滑者胸中有水氣面目腫

有微熱為瘀血。寸口脈沉大而滑，沉為血實，滑為氣實，血氣相搏入藏者死，入府者愈。

入藏者 入陰危 入府者 入陽危

寸口脈沉，胸中短氣。沉而喘者，寒發熱。寸口脈浮而滑，頭中痛。寸口脈浮大，按之反濇，尺中亦微濇，有滞氣宿食。寸口脈弦而緊，衛氣不行，惡寒，腸鳴寸

○短為肺自病，長為木乘土。上下俱濇，乃中結不行於陰陽也。陽位見陰脈，則陽氣失△

寸口脈緊或浮，膈上寒，肺下有水氣。脈緊上寸口者，風寒頭痛。脈弦上寸口者，宿食頭痛。寸口脈弦大，婦人半產漏下，男子亡血失精。寸口脈微而弱，微即惡寒，弱即發熱，當發不發，骨節疼煩，當煩不煩，必極汗出。寸口脈微而弱，氣血俱虛，或失血。寸口脈動而弱，動即為驚，弱即為悸。寸口脈緩而遲，緩即為虛，遲即為寒，虛寒相搏，飲食則咽痛。寸口脈遲而緩，遲即為寒，緩即為氣，寒氣自搏，腹中絞痛。寸口脈遲而濇，遲即為寒，濇為血少。脈來過寸入魚際者，遺尿。脈出魚際，逆氣喘息。○脈緩而遲，緩中見遲也。脈遲而緩，遲脈帶緩也。寸入魚際，氣上行而不揮于下也。

寸口脈但實者，心勞。寸口脈微微如蓋上肥者，陽氣微；連連如蜘蛛絲者，陰氣衰。兩手前部陽絕者，苦心下寒毒，喙中熱。寸口脈偏絕，則臂偏不遂。其人兩手俱絕者，不可治。寸口脈乍大乍小者，陰絡也，苦陰中痹，應時而發，身洗洗也。寸口脈暫小暫大者，陽絡也，苦皮膚痛，汗出惡寒，下部不仁。○脈但實，無和緩，為陽氣弟。如蓋上肥，浮濡外華也。如蜘蛛絲，直實細也。偏絕，一手不見也，不可治，臂偏莫愈也。大中忽小為陰衰，小中忽大為陽衰。

寸口脈浮，中風發熱頭痛，宜服桂枝湯、葛根湯，針風池、風府。寸口脈緊，苦頭痛，是傷寒，宜服麻黃湯，針眉衝、顳顬穴。寸口脈微，苦寒為衄，宜服五味子湯、麻黃、茱萸膏。寸口脈數，即為吐，以有熱在胃管，熏胸，宜服藥吐之，服除熱湯，針胃脘。若傷寒七八日至十日，熱在中，煩滿渴者，宜服知母湯。

湯液載在病條之下者，名同藥異，如麻桂葛根等湯，亦與傷寒論中不同，一名兩方，礙難抄錄，以後凡言何脈應用何方者，概不抄入。

寸口脉洪大胸胁满 寸口脉缓皮肤不仁风寒在肌肉 寸口脉滑阳实胸中壅满吐逆 寸口脉弦心下愊愊微头痛心下有水气 寸口脉弱阳气虚自汗出 寸口脉涩是胃气不足 寸口脉芤者吐血微芤者衄血 寸口脉伏胸中逆气噎塞 寸口脉沉胸中引胁痛胸中有水气 寸口脉濡弱自汗虚损 寸口脉迟上焦有寒心痛咽酸吐酸 寸口脉实即热在脾肺呕逆气塞 虚即寒者在脾胃食不化 寸口脉细发热呕吐

註 胃为津 脉强大小 均则缓 缓而正数 前美初喉 冊利上下 集也

诊关上脉浮而大风在胃中张口肩息心下澹澹欲呕 关上脉微浮积热在胸胃呕吐蚘虫健忘 关上脉滑而大小不均必吐逆是病方欲来不出二三日发动多饮注利利止者生不止者死 关上脉紧而滑蚘虫动 关上脉弦而长有痛如刺在脐四旁 关上脉涩而坚大而实按之不减中焦伏结实热 关上脉缓缓大而尺寸细者其人必心腹冷积癥瘕欲热食 关上脉乍大乍去来疎数胃中寒热羸劣如疟状 关上脉浮腹满不食为虚 关上脉紧心下满痛而实 关上脉微胃中冷心下拘急 关上脉数胃中热 关上脉缓不欲食此脾胃气不足 关上脉滑热实气满不欲食食即吐 关上脉弦胃气虚冷心下厥逆 关上脉弱胃中虚热热去寒生 关上脉细虚而作满 关上脉涩血气逆冷 关上脉芤大便下血 关上脉伏有水气 关上脉洪胃热烦满 关上脉沉心下冷苦满吞酸 关上脉濡脾弱而寒下重 关上脉迟中寒内积 关上脉实胃中痛 关上脉牢脾胃气塞热满

诊尺部脉浮者客阳在下焦 尺脉弱下焦冷热上冲头面 尺脉弱而寸强胃络伤 尺脉滑疾面赤阴热逆 尺脉细微下利而冷 尺脉虚小足胫寒痿痹痛 尺脉涩下血自汗 尺脉沉而滑者下寸白虫 尺脉细而急者下部筋挛 尺脉大热在腰小便赤痛 尺脉粗常热者谓之热中腰膝痛小便热赤 尺脉按之不绝妇人血闭 关上和滑者为妊娠男子气血实 尺脉来而断绝者男子少腹有积女子月水不调 尺脉濡弱手足逆冷汗出 尺脉沉关上伏苦心下喘只流

関尚潤心下痛陰中冷々脚痺尺微心虚少言血気不足脚弱疼気尺脈数頭面熱尺脈遅手足頭面有冷風尺脈浮下焦熱小便難尺脈緊臍下痛尺脈微拘急厥逆小腹寒尺脈緩弱足下腫小便餘瀝尺脈滑血気実経反不利尺脈弦小腹疼脚拘急尺脈弱気少発熱骨煩尺脈濇小便赤足脛逆冷尺脈伏小腹癥瘕疝病中穀不化尺脈沈腰背痛尺脈濡足痺脚軟小便難尺脈牢腹満陰中急尺脈遅下焦寒尺脈実小腹痛小便数大便実

審察病情

脈数在府脈遅在蔵脈長而弦病在肝脈大而洪或血少脈小病在心脈下堅上虚病在脾脈滑或濇其浮者病在肺脈大而堅或小而緊病在腎脈滑者多血少気脈濇者少血多気脈大者堅実則血気盛脈小或細而微者血気少脈盛滑緊者病在外熱脈小実而緊者病在内冷脈小弱而濇謂之久病脈滑浮而疾謂之新病脈浮滑其人外熱風走刺痛有餘證者脈沈而緊上熱下寒得冷便即利脈沈而細下焦寒小便数若絞痛下利後重脈浮緊且滑直者外熱内冷不得二便脈洪大緊急病進于外若頭熱癰腫脈細小緊急病進在中若寒為疝痛積聚脈沈重而中散者因冷食成癥脈直前而中散者病消渴或浸淫瘡脈沈重前不至寸口徘徊欲絶者病在肌肉遁尸脈左轉而沈重者気癥傷在胸中脈右轉出不至寸口者内有肉癥脈累累如貫珠不前至有風寒在大腸伏留脈累累不至寸口濇者結熱在小腸膜中脈直前左右彈者病血在脈中脈後而左右彈者病在筋骨中也

診積聚脈

人病有積有聚有穀気積為蔵病著而不移聚為府病発作有時展轉痛移為可治也穀気脇下牽痛按之則愈愈而復発夫脈来細軟附骨者積也見寸口積在胸出寸口積在喉見関部積在臍旁上関上積在心下下関積在少腹見尺

部積在氣衝。氣衝脈出左，積在左；出右，積在右；兩出，積在中央。脈寸口沉而
横者，脅下及腹中積痛；脈弦，腹中急痛，腰背痛，寒疝瘕；脈弦緊細微者
癥也。凡寒痹積聚之脈，皆弦緊。寸弦緊結心下，關弦緊結胃脘，尺弦
緊結臍下。又關脈弦長，有積在臍四旁。又横脈頭大，積在上；頭小，積在下。
亦有横脈在左，積見于右；右脈積左者，忽相制也。脈偏浮實而消者，新積病。
脈緊為積，為寒痹疝痛。凡內有積不見于脈者，難治；諸疾在脈不應，皆
難治。脈弦而伏，腹中有癥不移者，不治。右脈大，右脈小，病在右脇，左足反此。左
右脈來細直而沉，身有癥瘕，腹有伏梁。脈沉而弱者，泄瀉也。脈沉小而實
者，胃中有積，不可下，得食為吐也。

## 分別陰陽

脈弦為少陽，緩為陽明，洪為太陽，微為少陰，遲為厥陰，沉為太陰。
脈有一陰一陽、二三陽、一陽一陰、二三陰者，謂浮滑長者陽也，沉澀短者陰也。如脈
沉而滑者，一陰一陽也；沉滑而長，則一陰二陽也；浮滑長而時一沉者，一陰二陽
也。脈浮而濇者，一陽一陰也；長沉而濇者，一陽二陰也；沉濇短而時一浮者，一陽
三陰也。各按其經以別順逆。
脈來浮之損小，沉之實大者，陰盛陽虛；反此則陽盛陰虛也。夫浮大動數
長滑為陽脈，沉微短弱濇弦為陰脈。陰病見陽脈者順，陽病見陰
脈者逆。又關之前為陽，關後為陰。陽脈數者吐，陰脈微者利。陽脈弦
者頭痛，陰脈弦者腹痛。又寸關為陽，陽脈應浮而速；尺脈為陰，陰脈應
沉而遲。又寸尺為表，關脈為裏，有表有裏。寸尺皆不至關，陰絕而陽
微者死不治。又呼為表病府，吸為裏病臧。陽微呼不足，陰微吸不足，則胃
中短氣。陽微則汗出，陰微則下利。陽脈數，口生瘡；陰脈數而微，身惡寒，
煩擾不得眠。陽脈芤，主吐血；陰脈芤，主下血。陽脈伏則厥，陰脈伏則喘。
寸口脈浮大而疾者，為陽中之陽，病煩滿，身熱，頭痛，腹中熱。寸口沉細為陽

中之陰病，悲傷不樂，惡人言，少氣，汗出，陰氣不通，一臂不舉。尺脈沉細，為陰中之陰病，兩脛痠疼，不能久立，陰氣衰，小便餘瀝，陰下濕汗。尺脈浮大而滑，為陰中之陽病，少腹痛滿，不得溺，陰中痛，大便亦然。尺脈牢而長，關脈不至，為陰干於陽，病兩脛重，少腹引腰痛。寸口壯大，尺脈不至，為陽干於陰，病腰背痛至脛寒。

脈有虛實，病有虛實，診有虛實。如脈濡（為虛）脈牢為實；出者為虛，入者為實；緩者為虛，急者為實；癢者為虛，痛者為實；言者為虛，不言為實；邪之氣盛而精氣奪，因實之虛也。人之脈盛，身熱，腹脹，悶瞀，二便不通，為五實。脈細，皮寒，少氣，不食，二便泄利，為五虛，皆不治。

## 何時得病

人有露外而得病者，其脈陽中有陰也。如諸陽入陰，其為夏月得病。夏月得病，至心之洪要脈也。春月得病，至肝之弦長脈也。秋月得病，至肺之浮濇脈也。冬月得病，至腎之沉滑脈也。季月得病，至脾之緩脈也。

## 察聲色訣

病人臟氣已奪，神明不守，聲嘶者死。病人循衣縫，譫語，目呆者，不治。病人陰陽俱敗，掣衣撥空，妄言者死。病人妄言，失神，及不能語者，不治。熱病神存可治。病人陰陽俱絕，失音不能言者，三日半死。凡病人兩目內眥有黃亮色者，雖困不死，故面黃目青者不死，青如草滋者仍死。面黃目赤不死，赤如衃血者仍死。面黃目白者不死，白如枯骨者仍死。面黃目黑不死，黑如烏炲者仍死。病人面青目白者死。（面青目黃者五日死）面赤目青者六日死，其青赤皆澲，（面赤目白者十日死）精不澤也。病人面黃目青，其黃如燥土者，九日必死，是謂亂經也。病人面白目黑，其白如枯骨者死，此榮華已去，血脈空索也。病人面黑目白者，八日死，其黑如烏炲，乃腎氣內傷，病因留積也。病人面無精光，如土色，不受飲食者，四

目死，以陽明脈絕也。病人目無精光及牙齒烏垢者不治，腎將絕也。病人耳
目口鼻有黑色起，向口環聚者必死，足少陰絕也。病人耳目及顴頰赤如傷者
五日內死，手少陰絕也。病人黑色出額上，抵髮際，下至鼻端，或見兩顴者死。
病人素黑者，見白色繞目鼻口者，三日死，以肺絕也。病人面忽如馬肝，望之青，近
之黑者死，以肝絕也。病人面黑，目直視，惡風者死。面黑唇青，面青唇黑，面黑兩
脇下滿，不能反轉者，皆死。
飲酒當風，邪入胃經，膽氣妄泄，目則為青，雖有天救，不可復生。病人著床
心痛短氣，脾竭內傷，百病復愈，因能起行，因坐於地，其立倚床，能治此
者，可謂神良。
病人目回回直視，肩息者，一日死。病人陰結陽絕，目精脫，恍惚者死。病人
陰陽絕竭，目眶陷者死。病人眉系傾者，七日死。病人口如魚口，不能復閉
而氣出不返者死。病人目閉口張者死。病人唇青人中反者，三日死。病人
唇反人中滿者死。病人唇口忽乾者不治。病人唇腫齒焦者死。病人齒忽
變黑者，十三日死。病人舌卷卵縮者死。病人汗出不流，舌卷黑者死。病
人髮直如乾麻，善怒者死。髮與眉俱衝起者死。病人爪甲青，爪甲白，不
治。病人手足爪甲下肉黑者，八日死。病人榮衛絕，面浮腫者，卒腫面而蒼
黑者死。病人臺腫令絞臍腫反出者死。病人陰囊莖俱腫者死。病人
脈絕口張足腫者，五日死。病人足趺腫，嘔吐頭重者死。病人足趺腫，膝大
如斗者，十日死。病人臥遺糞不覺者死。病人尸臭者不可治。
肝病面白，肺日庚辛死。心病目黑，腎日壬癸死。脾病唇青，肝日甲乙死。肺病
頰赤目腫，心日丙丁死。腎病面腫唇黃，脾日戊己死。
病人色青，宜蒼璧之色，不宜靛藍。色赤宜帛裹硃，不宜如赭。色白
宜鵝毛，不宜如鹽。色黑宜如重漆，不宜如炭。色黃宜如羅包雄黃，不
宜如黃土。

動主之秋十四五動王之冬特死又三十動一止一歲死二十五動一止半歲死三十動及三十五動一止三歲死四十動一止四歲死不滿五十動一止五歲死此皆如數歇止不差也五十動不止則五藏之氣周完脈四十一止者一藏氣缺後四歲春草生而死三十動一止者二藏氣缺後三歲麦實而死二十一止者三藏氣缺後二歲桑椹赤而死十動一止者四藏氣缺即歲清明死遠不出谷雨時也又脈一来而久住者宿病在心包二来久住病在肝三来久住病在脾四来久住病在腎五来久住病在肺虚羸人得此者死

## 諸反道脈

扁鵲曰死脈之氣如羣鳥之聚如一馬之馭系水交馳之狀如懸之落出節之上藏節之下堅固之裏不在榮衛伺候交射不可知也

羣鳥之聚亂雜不定一馬之馭直前不返系水交馳左右旁至懸石之落下墜勢速

註 漏者既乃起不連病啄者急而復來有者之而急散序遊者之起而病也翔者行而頭尾也來者軟屈

病人七八日脈如屋漏雀啄者死脈如彈石去如解索者死脈如蝦之遊魚之翔者死脈如懸薄卷索者死脈如轉豆者死脈如偃刀者死脈涌涌不去者死脈忽去忽來暫止復來者死脈中侈者死分絕者死脈有表無裏者死脈在指下如麻子動搖屬腎名曰結去即麻死也

病或有死有愈有連年月而不已欲知生死順逆可切脈而知者也設病者閉目不欲見人者當得肝脈弦急而長反得肺脈浮濇而短者死速也若病開目而渴心下牢者脈當緊實而數反得沉滑微者死若病吐血衄血者脈當沉細反得浮大牢者死若病譫語脈當洪大反得沉細手足逆者死若病大腹泄瀉脈當微細而澀反得緊大滑者死

形脈與病不直相反如病頭痛目痛脈反短濇者死病腹痛脈反浮大而長者死病腹滿而喘脈反滑者死病四肢厥逆脈反浮大而短者死病耳聾脈反浮大而濇者難治沉遲細者亦難治凡病在左而右痛在右左

## 臟腑氣絕

病人面青欲伏眠目視不見人汗出如水不止者肝絕八日死病人眉為之傾膽絕七日死病人手足爪甲青呼罵不休者筋絕九日死病人眉息回視者心絕即日死病人髮直如麻不得屈伸白汗不止者腸絕六日死病人口冷足腫腹熱臚脹泄利不覺出無時度者脾絕十二日死病人脊痛腰中重不可反覆者胃絕五日死病人耳乾舌腫溲血大便赤泄者肉絕六日死病人口張氣出不回者肺絕三日死病人泄利無度利定則死此大腸絕也病人齒暴枯面黑目中黃色腰欲折白汗如流水者腎絕四日死病人齒黃黃落者骨絕十日死病人諸浮脈無根者藏府之氣欲絕也

## 四時反脈

春三月木旺肝脈先至心脈次之肺脈次之腎脈次之此為順序到六月土旺脾脈當先至乃不至而反得腎脈者腎反脾也七十日死何謂腎反脾夏月火土之令心脾脈當先至反得腎脈者腎反脾也期五月六月丙丁日忌脾反肝者三十日死春令肝脈當先至而反見脾脈者脾反肝也期正月二月甲乙日忌腎反肝者三歲死春令肝脈不至腎脈反至者腎反肝也期七月八月庚辛日忌腎反心者二歲死夏令心脈當至不至反見腎脈者腎反心也期六月戊己日忌

病人脈從四時者易治脈逆四時者難治如春脈浮濇夏脈沉實秋脈洪數冬脈緩宕者異經皆逆也懸絕濇者逆也又春夏沉澀秋冬浮大病熱脈靜泄利脈大脫血脈實病在中堅實病在外脈不實者亦逆而難療也凡四時脈皆以胃氣為本雖四時各宜其旺相無來弱以滑之氣是名胃氣終難療也

## 診脈動止

脈一動一止二日死二動一止三日死三動四五日四動六日五動七日六動八日七動九日八動十日九動十一日及十三日死又脈十動一止主立春特死十一動主立夏十二三

革至者，強勁而堅也；偃刀者，細直而硬也；滿之者，脊生之入也；中絕者，而不也；不絕者，上下散四

病在上下病在下上病者為逆，逆者不可治。脈來沉而絕濡，浮而不止推手者死。脈來微細而絕者不治。病尸厥，呼之不應，脈絕者死。脈當大反小者死。形肥脈細，欲絕者不治。羸瘦脈躁急者死。身濇脈滑，身滑脈濇者，皆難治。身小脈大，身大脈小，長短相違，皆為逆。病人尺脈上應寸口大而遲者，與尺脈不應寸時，如馳者半日死。

## 診脈生死

脈欲應形，亦須應性，相反者凶。診傷寒汗前身熱，脈直浮大，汗後脈直沉小，反此者凶。溫病時行大熱，其脈細小者死。溫病下利，腹中痛甚者死。溫病汗不出，出不及下部者不治，厥逆汗出，脈堅強者生，虛緩者死。熱病二三日，身熱腹滿，頭痛，飲食如故，脈直而疾者，八日死。病四五日，腹滿痛，頭痛而吐，脈來細強者，十二日死。病八九日，頭不疼，身不疼，目不赤，色不變而反下利，脈來牒牒，按之不彈手，時大，心下堅者，十七日死。熱病七八日，脈不軟不散不數而瘖，瘖後三日者，汗不出者死。熱病七八日，脈微細小，便不利，累虫上燥，舌焦黑而脈代者死。病三日身熱腹滿頭痛，表在而裏實，寔之，脈應浮洪，救實其強直而急者，陰陽和胃氣不能得汗也。八日未強而胃敗矣。四五日盡傳裏，裏作吐，脈反細直，陽（陰）氣皆失，故經盡當死。八九日不解，無表裏症而脈虛大而手踵下利，而心下反堅者，正不化邪也。廿八不解，脈平，非火熱，形全而啞者，氣自失也。又三日經盡無汗，故當死。七八日不解，脈反數，口燥舌枯，津液陰氣皆失也，故當死。熱病脈躁，不得汗，汗出而脈仍躁者，難治。熱病已汗，身熱不去者，不（难）治。不可妄藥，待之可也。病痿蹷不仁，脈虛者生，急疾者死。病癲疾，脈實堅者生，沉細者死。脈滑大，久久自已；小而急，不可治。病頭目痛，久視無所見者不治。病心腹積聚，脈堅強者生，虛弱者死；沉小者死。腹大脹，四肢冷，脈形長者死。腹脹滿而便血，脈大時絕，極下血，脈小疾者死。病心腹痛，不得息，脈細

遲者生，堅太疾者死。腸澼便血，身熱者死。腸澼下白沫，脈沉者生，浮者死。腸澼下膿血，脈懸絕則死，滑大者生（數疾者死），弦濇亦死，沉小流連者生。腸澼而筋攣，脈小安靜者生，浮大緊者死。病洞泄，食不化，下膿血，脈微小者生，緊急者死。泄注，脈緩時小結者生，浮大數者死。病咳嗽，脈浮直者生，沉緊者死；浮軟者生，沉小伏匿者死。咳而羸瘦，脈形堅大者死。咳，脫形發熱，脈小堅急者死；瘦而燥熱者死。羞恒瀉，腹脹，脈弦急欲絕者死。

病吐衄血，脈滑小者生，實大者死。衄而汗出，脈小滑者生，躁大者死。嘔脈滑者生，緊強者死。吐血上氣而咳，身熱不得臥，脈數者死。傷寒加咳上氣，其脈數散者死，上氣脈散者，形損也。上氣喘息低昂，四溫脈滑者生，四逆脈濇者死。上氣面腫，肩息，其脈大者不可治，加利則死。上氣注液，其脈亭伏者生，堅大者死。寒氣上攻，肢溫脈滑者生，肢冷脈濇者死。消渴脈數大者生，浮短細小者死。消癉脈實大，病久可治；脈弦小堅急，病久不可治。消渴脈沉靜者生，實堅大者死。

病水，脈宜洪大，脈微細者不可治。水病，脈浮大軟者生，沉細小者死。水病，腹大如鼓，脈實者生，虛者死。卒病（中惡）吐血，脈浮大數者生，沉數細者死。卒中惡，腹脹腹滿，脈大而緩者生，緊細而微者可治，浮緊弦者死。病瘡疾，腰脊強急瘛瘲者不可治。寒熱瘛瘲，脈代絕者死。金瘡血出多，其脈虛細者生，實數大者死。金瘡出血，脈沉小者生，浮大者死。斫瘡血出多，脈大者二十日死，血不止者七日死。墮仆有瘀，腹脹滿，脈堅強者生，小弱者死。人為毒藥傷，脈洪大者生，微細者死。人病甚而脈不調者難瘥，脈洪易瘥。人陰陽俱結，其上齒如熟小豆，脈躁者死。人內外俱虛，身冷汗出，微嘔而煩擾，手足厥，反復不安者死。脈實滿，手足寒，頭熱，春秋生，冬夏死。老人脈微，陽羸陰強者生；脈焱大加息者死。陽強陰羸之根而代者旬月死。病腹痛臍滿，氣上行，在婦人為胞中惡血，久成癥瘕，冬時得者，秦穄赤而

死病人尺脈細微者血氣不足細而有力是穀氣不足秋時得病棗葉生而死病人左寸脈偏動乍大乍小從寸至關至尺三部動搖各異者其人仲夏得病桃花落而死病人右寸偏沉乍小乍大朝浮暮沉大出魚際沉不至下關往來無常者榆莢枯而死病人左尺四十動一止復來如循木如張弓弦立春而死病人右尺三十動一止有傾二十動一止乍動乍疎不與息應其人雖食蕓草生而死

三部虛實

凡三部脈欲相等婦人脈常欲濡弱於丈夫小兒四五歲脈自細數呼吸八至為吉三部脈或至或不至冷氣在胃中故令脈不通也三部脈虛而濇虛而滑虛而緩虛而弦長病得之皆死三部脈實而滑長病得之生卒病得之死三部脈浮而數長病得之生卒病得之死三部脈弦而數長病得之生卒病得之死三部脈如羹上肥卒病得之生長病得之死三部脈如蜘蛛絲卒病得之生長病得之死三部脈如霹靂如角弓如貫珠敗流風(者皆死)如流水者不治自愈三部脈如屋漏者長病十四日死如雀啄者長病七日死如釜沸者長病即日死

# 孫真人千金方錦要　肝膽經病方

竹麻升葛　杏芍玄石　茯知玄青　地二黃

**竹瀝瀉熱湯**　治肝臟實熱喘逆（俗全）悶結目視不明或狂或悸（怒）悲（乘心）意妄言左關脈陰分實者

竹瀝　麻黃　升麻　葛根　石膏　知母　玄參　芍藥　大青　杏仁

茯苓　生薑　水煎納竹瀝服　大便結去芍藥加生地黃大黃

萸柏桃茯　甘桂防細棗

**補肝湯**　治肝虛脇滿（氣結）筋急不得息四肢冷逆搶心腹痛目不明婦人（陰蝕）孔癰消渴膝熱爪枯面青左關脈陰分虛者

山茱萸　柏子仁　桃仁　甘草　茯苓　桂心　防風　細辛　大棗

水煎温服

橘朮茯陳　芎歸桂　豉細辛

**橘皮通氣湯**　治肝藏（虛寒）脇急氣結欬引脇痛不可以轉

石膏　白朮　茯苓　橘皮　當歸　桂心　香豉　細辛

水煎温服　用補瀉温涼必兼疏通木喜調達故也

地芩棗遠　半苓秫姜　河水

**半夏湯**　治膽腑實熱腹中氣滿頭痛咽乾脇痛煩熱惡寒神情不定左關脈陽分實者

生地黃　黃芩　棗仁　遠志　半夏　茯苓　秫米　生薑

用河水揚多遍並煮服

溫膽用二陳　竹枳三姜棗

**溫膽湯**　治膽府虛寒眩悸目黃失精不眠左關陽分虛者

半夏　竹茹　陳皮　枳實　甘草　生薑　棗仁

水煎去粗服　治膽不寒不熱以其經從乎中也

**虛煩作悶不眠方**　大棗七枚　葱白七寸　水煮臨卧服

## 心小腸病方

石葉巵骨　麥冬豉和飴　茶

**石膏湯**　治心經實熱（灼肺移腸）便閉腹滿身熱肢重或欲吐不出煩悶喘息頭痛左寸脈陰分實者

石羔　竹葉　巵子　地骨皮　小麥　茯苓　香豉

用水先煮小麦竹叶，次下群药，煎服。不眠加朱石脂，去豆豉。

神参冬、桂心紫石英、麦冬小豆、甘草同

**茯神补心汤** 治心藏虚寒，悲忧烦闷，五心自热（包络气结），咽痛舌厥，善忘独语，冷涎作悸，妇人崩中，面赤，左寸脉阴分虚者

茯神 枣仁 人参 桂心 紫石英 麦冬 赤小豆 甘草

水煎服之 心属少阴，清温不着实迹，善调理之

柴升旋泽 陈硝枳地 芩

**柴胡泽泻汤** 治小肠实热，身热来去，心烦身重，气汗舌疮，左寸阳实者

柴胡 泽泻 黄芩 旋覆花 生地黄 朴硝 枳实 陈皮 升麻

水煎去柤，化硝服，便结去柴胡、升麻，加大黄、枣仁

当归干姜 连胶榴地榆 止

**当归干姜汤** 治小肠虚寒（上热不降），偏头耳颊痛，赤白肠滑脱肛，左寸阳分虚者

当归 干姜 阿胶 石榴皮 地榆 黄连

水煎化胶服 小肠传导之府，清当利下，湿忌填实

## 脾胃经病方

前枣细茯 硝胆青玄竹 补

**泻热汤** 治脾藏实热，腹满烦扰，足寒胫热，舌强，右关脉阴实者

前胡 枣仁 龙胆草 大青叶 玄参 芒硝 竹叶 茯苓 细辛

水煎服

加骨地芎丹 桔草 白术姜附 与大枣

**五加皮煎** 治脾藏虚寒，腹满气逆，霍乱注泄，呕吐胁痛，肩息黄、痹，右关脉阴分虚者

五加皮 地骨皮 白术 干姜 附子 丹参 桔梗 地黄 川芎 甘草

大枣 煎服加酒，或清酒饮之 理脾土必兼调肝木

**麻豆散** 治脾虚不食 大豆黄卷 火麻子仁炒

二味为末，以饮调服，日二三次

地芍栀干 蜜 白苓升麻 集

**泻胃热汤** 治胃府实热，头痛气汗，口干善哕，湿疮腕肿，右关阳脉实者

生地汁 芍药 栀子 射干 白术 茯苓 升麻 红蜜

煎之后入蜜化，加地黄汁煮一沸服

參柏萸桂草，陳防芎細辛。

補胃湯　治胃府虛寒，[illegible]口苦脇冷，惡風腹痛腸鳴，時寒熱，面浮腫，唇口時乾，右關脉浮而虛者

人參　柏子　吴萸　桂心　甘草　陳皮　防風　川芎　細辛

水煎服　治胃與治脾之理同。

真珠建反胃硝，黃雄礞乾。

華君安胃散△　治反胃吐食，心下堅，寒熱往來，食不下，寒澼所作

真珠　礞砂　雄黄　朴硝　乾薑

蜜丸梧子大，中下三丸，小便多，飲水自解

肺大腸病方

石羔杏貝，术陳紅蜜輔

除熱湯　治肺經實熱，膈脹汗出，息喘咽塞，欲嘔唾膿血，右寸脉陰實者

石膏　杏仁　貝母　地骨皮　白术　陳皮　紅蜜

水煎去渣化蜜服

補肺湯　治肺臟虛寒，短氣塞悶，言語失音，背冷吐血，右寸陰脉虛者

款麥桑，粳棗姜，味桂心附

款冬花　麥冬　乾薑　五味子　桂心　桑皮　大棗　粳米

水煎桑皮為君，次下群藥，去渣服　治肺痿降逆兼以益土

猪脏寄酥酒△　治肺虛欬嗽，胸脇滿喘

猪脏三具忌鹽　大棗百枚

清酒五升漬五七日後去渣，分七日服

姜陳竹术桂同棗，四苓茵芩梔，硝用生

生薑泄腸湯　治大腸實熱，身熱腸滿，面赤口瘡，咽中如核，右寸陽脉實者

生薑　陳皮　竹茹　黄芩　生地　梔子　芒硝　白术　茯苓　桂心　大棗

水煎化硝服

苓芎連，地榆，伏肝石榴皮

黄連補腸湯　治大腸虛寒，泄利青白，腸鳴上氣虛渴，右寸陽脉虛者

黄連　茯苓　川芎　地榆　伏龍肝　石榴皮

水煎調伏龍肝末服　庚金質燥，扶土清火

腎膀胱病方

瀉腎湯 治腎經實熱身熱心痛脅肋引痛好怒耳聾濁腫右尺陰脈實者

柴芩湯 磁石 竹茹杏 羊角

柴胡 升麻 地黃 芒硝 澤瀉 黃芩 羚角 磁石 茯苓 竹葉

水煎去滓化硝服

地黃散 治腎經虛寒身重緩腰脊痛音混濁少腹滿右尺陰脈虛者

從巴仲 萆薢 五味子等 朮草

熟地黃 從蓉 巴戟 白朮 杜仲 牛膝 乾姜 茯苓 五味 麥冬 車前子 甘草

杵為散食後酒服日三次 實並瀉其子虛並補其母

子地 石膏 梔子 麥冬 冬蜜 陳

石膏湯 治膀胱實熱頭痛脊背強並滿腰痛或不小便右尺陽脈實者

石羔 梔子 知母 生地 茯苓 竹葉 白蜜

水煎化蜜服便結加芒硝

蒼朮 苓 杜仲 失磁 五味 蓋

白石英散 治膀胱虛冷腹滿引腰節急耳聾惡風飢不欲食右尺陽脈虛者

白石英 磁石 杜仲 黃耆 白朮 茯苓 五味子

水煎溫服 溫清下達宜用重品

## 諸風病方

小續命湯 治正氣不足卒受邪風身緩舌強口目不正神情悶亂脈有外感

忌之虛脫者

防風 麻黃 桂枝 白芍 甘草 防己 川芎 人參 附子 杏仁 黃芩 生姜

先煮麻黃去沫納諸品並服有熱去附子倍白芍恍惚去川芎加茯神

治風熱方 治熱風心煩恍惚驚恐喜冷飲食脈數虛者

玉竹 黃耆 地骨皮 麥冬 丹參 澤瀉 地黃汁 葦汁 白蜜

先煮去柤納二汁與蜜服

小犀角旋覆花湯 治風濕腳氣或痛痺或微腫時冷熱小便澀甚則喘喉氣逆者

犀角 旋覆花 陳皮 豆鼓 桑枝葉 茯苓 大棗 生姜

外治腳氣方 治腳氣寒中腎陰熱中脾陽足膝作腫痛或頑痺者

大麻子葉搗並熱罨之日二易冬月用蒴藋根搗合酒糟並敷

服松脂法。一切風病皆治及痿風傷及遍身與風濕作諸痛痺

松香十斤水煮化投冷水中九次研　茯苓五斤　棗五斤　麻油五斤

合搗爲丸早晚服〻久可延年健體

烏頭湯　治病有寒疝賊風入腹拘急疼痛陰縮肢厥

烏頭蜜煮　桂枝　白芍　甘草　大棗　生薑

歷節風湯　治風寒濕中歷節疼痛

麻黃　附子　蒼朮　甘草　生薑　大棗　一名大棗湯以棗爲君

犀角湯　治風熱流毒四肢歷節腫痛

犀角　羚角　射干　黃芩　梔子　升麻　前胡　大黃　豆豉

八風續命湯　治角弓反張或半身不遂或四肢拘攣或二便不利與婦人產風

當歸　獨活　桂枝　干姜　甘草　人參　石膏　杏仁

傷寒瘟疫病方

白薇散　治傷寒二三日不解　表裏諸證依傷寒論分文經治

白薇　麻黃　杏仁　貝母　爲散酒服一錢汗

水解散　治時疫頭疼壯熱二三日不解

桂枝　白芍　麻黃　大黃　爲散湯服取汗

萎蕤湯　治風溫病脈浮汗出欲眠不可汗吐下者

玉竹　石膏　白薇　麻黃　杏仁　獨活　川芎　木香　甘草

雪煎丸　治傷寒時疫初感即服表裏邪解

麻黃二斤　大黃二兩　杏仁四兩　用雪水漬麻黃先煮次下大黃煮減半

去滓納杏仁泥加雪水煮透後去滓慢火煉濃俟冷丸之晾乾

收磁罐內用時水化一丸服〻之汗

瓜蒂散　治天行熱毒變爲黃疸頭痛方　餘依金匱法

瓜蒂　赤小豆　秫米　作散吹鼻中頃出黃汁或口吐黃汁愈

恒山飲　治疫邪為瘧，間日發，夜間發，曾服柴胡湯不應者。餘依金匱法

恒山　竹葉　秫米　石膏　水漬，露一宿，上放刀一柄，次日于病人旁

中立分三服，清早一服，未瘧一服，臨發一服，勿語勿食勿浴，安卧，以餘

汁塗五心上，藥滓放頭邊，隻日可不發。

桑寄生湯　治疫邪熱毒，吐血，干嘔，心煩。

桑寄生　葛根　花粉　蒲黄　犀角　甘草

黄土湯　治中虚寒，吐血衄血，累累至者。

伏龍肝　甘草　白术　干姜　黄芩　阿膠

竹茹湯　治吐衄汗下諸血病不因虚熱者。

竹茹　甘草　當歸　白芍　川芎　黄芩　人參　白术

雜病諸方

茯神湯　治胃强脾弱，氣熱常渴。

茯神　玉竹　大棗　生地　知母　竹葉　花粉　麥冬　小麥

清渴散　治内熱消渴，飲水小便自數。

茯苓　知母　花粉　雞肶胵　鉛丹　為散，參水服。

通淋方　治須色内損，冒熱為病，腹堅淋痛。

地膚子　瞿麥　海藻　葵子　通草　猪苓　知母　升麻　枳實（松子仁）

水之服之，大便不通有熱者加大黄，脈弱冷熱先煮猪腎，次納藥。

溺血方　治勞傷下損尿血。本方加牡蠣、棗仁，肝虚於赤芍，心熱加戎鹽。

生地　黄芩　阿膠　柏葉　甘草

利水方　治水氣内留，心腹脹滿，小水不利，面上浮腫。

茯苓　桑皮　椒目　防己　陳皮　葶藶　為散服。

澤漆湯　治内虚水腫，喘逆不卧。

澤漆根　生姜　赤小豆　茯苓　麥冬　甘草　人參　鯉魚

腎着湯 治腰痛寒湿为患
杜仲 牛膝 桂心 白术 茯苓 干姜 澤瀉 甘草
又方 白术 萆薢 丹皮
薑附散 治心痛肋腹痛
高良姜 香附 青橘 厚朴
韭子散 治夢遺失精便後餘瀝
韭菜子 兔絲子 車前子 川芎 麦冬 龍骨

縮肛散 治氣冷脫肛
刺猬皮煆 肉桂心
活磁石 米飲調服
又方 生鐵錯碎以水漬之
每日連鐵煮熏洗肛门

石韋湯 治小便閉塞
石韋 冬葵子 通草 滑石 甘草 鬼箭 榆皮
通塞湯 治二便皆不利
柴胡 豆豉 陳皮 澤瀉 地黃 石蓮 卮子 芒硝 羚角
竹葉煎 治氣上逆不得卧
蘇子 紫菀 白前 百部 甘草 生姜 竹葉
止逆丸 治寒氣上攻喘息不卧
大棗 三十 杏仁 三十 豆豉 四十 川椒 五十 為丸含嚥仰卧
白前湯 治水腫欬逆不卧
白前 紫菀 半夏 大戟
杏仁煎 治冷欬氣逆
麻黃 杏仁 干姜 紫菀 款花 五味
七星散 治久欬
款花 紫菀 桑皮 細辛 赭石 伏龍肝 以竹筒吸嚥 次以羊肉合食
人参湯 治下焦上逆嘔吐走哺
人参 玉竹 白术 麦冬 石蓮 茯苓 黃芩 蘆根 陳皮
前胡湯 治寒痰嘔吐反胃不食

一 妇人病方

大黄丸 治妇人经病带下久不孕育。服二十日下黄汁，五十日经调。

大黄炙 芒硝 柴胡 川芎 干姜 川椒 茯苓

吉祥丸 治妇人久不孕育。

天麻 柳絮 桃花 丹皮 地黄 川芎 白术 茯苓 桂心 桃仁 楮实子

覆盆子 菟丝子 五味子

雄雉汤 治妇人孕成有寒，大便青，有热小便难，或寒热嗔作，按腹痛若痛腹。

腹下血或贯小产。

雄鸡 白术 黄芩 当归 白芍 阿胶 人参 茯苓 麦冬 甘草 姜枣

葱白汤 治妊娠胎动不安腹痛。

阿胶 当归 川芎 续断 葱白

竹沥汤 治妊娠子烦，常苦烦闷。

竹沥 麦冬 黄芩 茯苓 防风

恶阻方 白术 茯苓 半夏 甘草 竹茹 热加黄芩，虚加人参。

妊娠伤寒方 麻黄 石膏 竹叶 疟疾加恒山。

妊娠寒热腹疼 鲫鱼泥包烧灰酒服之。

妊娠大热烦闷 葛根汁分服，日三次。

妊娠涩闭作淋 冬葵子 茯苓 煎分服之。

妊娠水肿腹满 鲤鱼 白术 当归 白芍 茯苓 生姜

妊娠素弱难产 阿胶 赤小豆

妊娠胎死胞留 鸡子 桂心 蒲黄 豆豉 甘草

妊娠横生逆产 兔怀子 车前子 酒服 又方 梁上尘汤服

胞胎逆东向汤服 盐合连朴涂儿足心 釜底墨十字涂儿足心

产后血晕 神曲末东流水服 半夏末吹鼻 盐醋噀面

産後乳汁少　石鍾乳　白石脂　滑石　通草　桂枝

産後羸弱自汗腰疼々　四物湯加　羊肉　生薑　桂心　甘草

産後虚煩少氣　人参　茯苓　甘草　竹茹　麦冬

大豆湯　治産後中風昏悶

黒豆　葛根　防己　獨活　酒煮服

桃仁湯　治産後瘀停腹痛不止

桃仁　乾漆　桂心　當歸　赤芍　川芎　甘草　經閉加大黄

牛角䚡散　治赤白帯下經血淋瀝五賁之疾

燒牛角䚡　鹿茸　龍骨　烏賊骨　阿膠　禹餘粮　當归　續斷　干姜　赤小豆

又方　燒馬左蹄酒服　兎頭骨　牡蠣粉　酒服

## 嬰児病方

龍膽湯　治小児寒熱溫壯驚癎變蒸諸病

龍胆草　鈎藤　柴胡　桔梗　黄芩　白芍　茯苓　甘草　蜣螂　大黄

又方甘草五物湯　甘草　白朮　防己　桂枝　雷丸

客忤方　灶中黄土　蚯蚓糞　雞子清塗頭上　剪前膊旋毛乳汁化服

夜啼方　牡蠣　川椒　酸漿水服　雞屎白　點乳頭上吮之

又方龍角丸　龍角　牡蠣　蟬退　大黄　黄芩　蜜丸服

疳瘦方　治心腹疳滿羸瘦寒熱

白芍　柴胡　鱉甲　大黄　人参　茯苓　干姜　甘草

脹滿方　燒父母指甲乳頭上吮之　韭根汁豬油合服　半夏末湯服

丹毒方　慎火草即佛指甲搗搽　伏龍肝雞子清搽　生牛膝甘草末搽之

頭瘡方　松香　定粉　白礬　水銀　蛇床子　大黄　黄連　苦參　豬脂搽

燃瘡方　桑汁日塗乳上吮之（亦治口瘡）　東壁土　蒼耳灰　糁之

臍赤腫方　杏仁　豬頰車髓合塗之

口旁瘡方　髮灰　胡粉灰　干姜　黄連　為末抹之猪脂塗之

中风口禁方　雞屎白　水化飲之

喉痛咽塞　升麻　射干　大黄　煮之服之

又方　魚胆汁　灶底土　合塗頸下

狐疝方　白朮　桂心　地膚子　蜜丸服用酒

卵腫方　按左右取雞翅之莖燒服之　桑木汁塗之

羸瘦蚘虫　萹蓄煮服　桃白皮　茱萸根皮　煮服

又方　雷丸　狼牙　為末水服　桃葉搗汁服

噦逆方　牛乳　姜汁　合服

七氣痛方

卮子之一　治肝熱目痛

卮子　草決明　蕤仁　車前子　秦皮　竹葉　石羔　細辛　紅參

目夜失明方　鐘乳　雲母粉　茯苓　遠志　五味子　細辛　為末湯服

目眯不出方　雞肝搗取汁點之　香蚕砂之粒

鼻塞不通方　槐葉　豆豉　葱白　煮服　瓜蒂末綿包塞鼻

鼻中息肉方　桂心　細辛　木通　白礬　綿包塞之　又鉄磨石取末猪油合塞

又方　搗杏仁綿包塞之

鼻血方　干地黄　卮子　甘草　豆豉　水服　有皮熱加葱汁

升麻之　治膀光熱浮口舌生瘡或咽腫痛

升麻　玄參　大青　黄柏　射干　薔薇根　白參　含嚥之

薔薇根散　治口數生瘡連年常發

薔薇根　李根皮　桂枝　葛根　白斂　續斷　當归　黄耆　黄柏　黄芩

目子　大黄　為末湯服　猪中服之可

齒動作痛方　生地　獨活　煮水含之

齒齦出血方　鮮竹皮　醋煎含之　使人含吸其背

虫齒作痛方　醋煎地骨皮含之　桃仁燈上燒烟出吹滅咬齒間

喉舌腫方　搗韭菜炒熱傅項下　炒黑木耳末服之　煮桃樹皮服之

又方　皂莢　射干　桑皮　巵子　黃芩　犀角　羚羊角　白芍　甘草　煎服

停耳出膿　黃連　赤石脂　白礬　烏賊骨　綿包塞之

又方　桃仁搗泥　綿包塞耳日三易之

瘡瘍病方

疔腫方　蒼耳根莖苗子俱可燒灰醋調塗乾即易之十度拔根

又方　艾蒿灰淋取汁合石灰如糊針疔中至痛點之次即拔根

又方　白蒺藜灰醋合塗　凡疔旁赤中黑不刺破殺人

連翹飲　治一切惡瘡腫毒及瘰癧結核疼痛

連翹　射干　木香　藿香　薰陸香　桑寄生　升麻　獨活　大黃　甘草

洗痔方　苦楝子　地榆根　桃樹皮　苦參　煮水洗

代指腫　煮地榆熱漬之　蜀椒煮水熱漬之　雞子肉入雄黃浸之

漏瘡方　馬齒菜　燭燼灰　猪脂塗之　松香末填漏孔中

又方　商陸根搗爲餅安漏上灸之干再易多多益善　頭上忌灸　亦治瘰癧

頑瘡可愈　秦艽　白芷　雷丸　紫菀　石斛　藁本　髮灰　貫仲　猪後懸蹄

䗪虫　虻虫　石南葉　羊脂合丸服　忌魚蝦猪肉

解飲食毒　苦參以清酒煎服取吐

解百藥毒　黑豆　甘草　煎服之

解蠱毒　桔梗　犀角　等分研服　治下血塊腹疼之

備急方

卒死無脈　用熨斗熨兩脇下炒葱熨之亦可

卒魘死　韭汁灌口鼻　伏龍肝吹鼻　冷水合伏龍肝灌之吐

還魂湯　治卒感氣閉口噤不開

麻黄　杏仁　桂枝　甘草　並灌之

又方　艾一團煮服　雄黄末酒服治随坐有瘀者

救自縊一時心下温者解縄勿断掌其頂心髮一束使頭直覆其口鼻

使之人管吹兩耳　或塞其耳之人更代管吹口中令其能噫而止

皂荚吹鼻取嚏　雞冠血滴口　雞矢血酒灌之　雞血塗項下

救熱死者　取道上熱土壅臍衆人尿臍内　以熱物熨其心下

除後生薑甘草湯熱灌之

救凍死者　炒熱灰熨心下心間冷之再易之人甦以熱米飲灌之忌火烘之

救落水死者　覆人于大釜上釜对其臍以筆吹入肛门　水出上下即以温

灶灰圍之露其面　得包皂角末納下部

飲酒中毒　大豆煮湯灌之稍醒以葛花黄芩火麻仁湯灌之

蛇入人竅　以艾灸蛇尾即退出　破蛇尾以胡椒納之縛定　猪血滴竅中

治蛇毒　雄黄　白芷　末解之

治蠍螫　硇砂泡水浸之温則易之　凉水浸換　青布水浸樹之

治狂犬咬　搗韭汁飲之　地榆汁干地榆可服　炒杏仁可服可敷

猬反　頭髮　燒灰服　七日又發但服韭汁忌魚猪肉酒一年

治凡犬咬　杏仁炒研厚付之　擠净惡血以熱灶灰付縛之

跌打傷　以熱尿灌之　傷腫以炙猪肉貼之　蒜汁酒飲之

破傷有瘀　刘寄奴　延胡索　當歸　骨碎補　煮酒調服

破傷筋絶　蟹黄蟹肉搗納損處傳之

破傷風水　杏仁研附以火照之　温桑柴灰覆之　煮韭熱附之

治火瘡方　火燒勿近冷水任疼仍以火烤之稍傾自定以尿調蜜服之

卮子　黄芩　白蔹　油並去滓搽之　成瘡以黄蠟松香貼之

金瘡血出　陳石灰附之　烏梅炭附之　礪石末附之　一柳葉封之

飲人尿　煮桑根服　八珍湯加從蓉千薑　葱湯漬之

金瘡鉄在肉　白斂　半夏　末湯服數日自退出

折針入肉　象牙末水調附之即出

誤吞銅鉄　多食肥肉即順下

消積化痞丹　此方不出千金因傳其屢效故記之

鱉甲一斤酢炙　白朮五兩　茯苓三兩　半夏一兩　人參五錢　肉桂三錢　附子一錢

地栗粉八兩　神曲二兩　白芥子一兩　麥芽五錢　厚朴五錢　白芍三兩　甘草一兩

十四味蜜丸重三錢　食前服白湯下

頤養服方

靈飛散　長餌勿間却病延年久可避穀

雲母粉一斤　鍾乳粉　茯苓　柏子仁　於白朮　續斷　肉桂各七兩

乾地黃十二兩　小甘菊花十五兩　共為末　天門冬十斤取汁浸藥蒸晒

為末日三次飲調服蜜丸服亦可

麋角丸　長餌勿間反老還童兼以修神明可登仙

大麋角一具　鎊碎以水浸日換之　制去皺皮打碎用酒浸二日初以

武火煮一時次以文火慢煮用柳木攪之易人勿歇添酒令成糊

加牛乳五碗再入後藥末

麋茸　人參　菟絲子　甘草　秦艽　枝柳　通草各一兩

入末熬稠可丸以酥油塗手丸之清湯下三十丸日加一丸至五十丸止

氣滯者以枳實湯間一進之口燥者以麥冬和之向曾服金石極一

劑者間以三黃丸利一二次後服丸則安

以上二方淨室修合避忌不潔及婦女雞犬

千金宝要方

妊娠忽心腹疼，寒者烧盐令赤酒服之，热者吞槐子十四枚。

妊娠产危，代赭石白敛半夏瞿麦为末服。

小儿羸瘦甚，炙半夏丸服之。○小儿丹毒，慎火草汁涂之，即佛指甲。

小儿黄疸，土瓜根汁服，即赤包根。○小儿客忤，吞麝香一豆许。

误吞铁物，艾蒿煮汁服，或吞白糖，但多食肥肉可裹出。

急疹入腹，芜菁子汤服之，即蔓菁子。○小儿痢疾，生地汁服之，木瓜汁服之。

目赤肿痛，大黄芒硝白丸水调附目围。头疼，莽草为末傅之。

小儿卵肿，防风升汉盐汤服。○漏疮，牛膝末傅之。

大小便闭，雄矢白水调服。○果窝，白蔹利汁服。

小儿温疮，犀角末水调服。

中恶中蛊，伏龙肝末冷水服，煮艾浓之，苦参以醋煮服之。

跌伤瘀肿，杏仁泥厚涂火熨之。○竹木入肉，牛膝根叶傅之，王不留行亦可，烧鹿角水涂。

喉痹，肉桂豆大着舌下即开。○疔刺不出，以雄老鼠之。

发背痈疽，发灰酒服，饮铁锈水，涂陈醋羊脂，腰毒浓煮一两陈傅之，并服少许。

疮脓不愈，鸡羽三七个烧服即愈，人乳和面傅上即愈，愈后不食腥黑一冬傅之。

火烧疮，即时以童醋浸之，成疮以白糖烧炭傅之。

霍乱，用醋一碗烧石投之浸气，稍冷再投，烧石三次烧即愈。

脚气攻心昏闷，吴茱萸木瓜煎之服，半时再服，或吐利或汗热善。

病后眼昏，牛胆内纳槐子阴干百日后，每食后吞一枚，一月效。

欬嗽不止，白糖化开皂角末，吞豆大之丸。款冬紫菀末常服。

停水腹大，花椒目炒末汤服之。○代指，以核桃或地榆或芒硝煮浸之。

痔疮，小便调蜜饮之。○腰疼，酒服鹿角末。

头风，煮莽力沫之。○淋痛，煮商陆根，蒲黄滑石汤服。

虫入耳，醋煮花椒灌之，葱汁灌之少顷出。

按芜菁子即蔓菁子，李氏纲目称其能升能降，能表能里，功用多而人不知用之。取其人以其治急疹入腹，则疹病不发或隔者，宜用者也。三楼柳本草无载，疹之谈而今人以之代西河柳用，误矣。

附録缪仲淳经验方

虚泻不止　莲子肉三钱为末，鸦片一分，糯米汤调下

脾火作泻　白芍生用一两，煎服

痢兼赤白　治痞积　厚朴一两，陈皮八钱，芦荟七钱，甘草七钱，芜荑五钱，青黛二钱，百草霜六钱，茯苓花六钱，每岁一分，灯心汤下，得消即服啟脾丸

作痢以黄连肉果汤下，目疾以鸡肝加末蒸食

痢下红白　白芍三钱，甘草一钱，扁豆、肉果、陈皮、红曲、滑石、升麻各一钱

外用黄连、芦荟同炒，分开，红者加连八分，白者加萸四分

禁口痢再加人参一钱，莲子二钱，煎服

妊娠恶阻　木瓜、麦冬二钱，人参、陈皮、竹茹、枇杷叶一钱，藿香五分，煎服

子懸　紫苏、陈皮、麦冬各二钱，煎服

安胎　生地一两，砂仁五钱，酒水各二盏，止下血

产运　藿木二钱，人参、鹿角胶一钱，並加童便

产后火毒　白花地丁汁，点白酒服　产喘用地丁汁极妙

产后腰疼　不足者以人参、芦荟，有余者以犀角、升麻、葛根各一钱，提之

产后余毒　人参三钱，金银花、犀角、羚角各一钱，茯苓、甘草、丁香各一钱，煎服

搽牙乌须　桑叶二斤，酿汁以青矾、补骨脂，熟地、首乌二两，当归、青盐一两，没石子四对，共为末用

凡治内伤用白术必佐车前子 ○治腰疼用地黄杜仲必佐白术故纸橘核

治头痛用川芎蔓荆子必加沙参 ○治吐血补肾阴加三七炮姜为佐

治虚喘用地黄枸杞必加牛膝重用人参 ○治火逆吐用地黄汤镇阴加青石

治胀用罗卜子雷丸大黄必以参苓附子助气化 ○治梦遗补肾必兼补心

治不寐补心必兼补肾 ○治大便不通补肾纳气 ○治小便补肝通气

治痫痧疹必用参附化阳殊蓄通心 ○治疝温肝润气必以沙参缓急

治胃痰黄粘白稀久则理肾之寒热 ○治鼻衄（崔胁痛）补脾胃佐以桂枝防风

治鼻衄地黄汤加紫菀桑皮，齿衄加骨碎补，舌衄加槐花，分肺肾心之经

嘉庆辛未四月阅一遍

翰园

[illegible][illegible]辛未四月[illegible]一遍

[illegible]

千金寶要注釋　　王鑑菴

婦人方

○妊娠產難　半夏、白歛、瞿麥、滑石等分爲末，或酒或清米湯調下二錢許，即生。小難者一服，横生者二服，逆生者三服，子死腹中者四服，亦不下。

查半夏味辛而性滑，孕婦忌之。其能和胃之陰陽而降其逆，故催產可用也。白歛亦辛而散，諸古方有以二味出箭鏃入肉者，則其鋒藥之力可知。瞿麥性利善下，滑石平肝逆而鎮虛浮，四味相需，故能順生。然臨症之工審爲氣滞血凝、瘀阻寒結，或虛不傳送，或非時妄逼之故，而消息其間，則更為萬全矣。

又方　用車前子末一用，兔絲子末一用，榆白皮末，米飲下。一燒藥杵令赤，沃湯飲之。

查車前子走小腸，利前陰，詩云"采采芣苢"，即此物也。婦人采此備以利產，自古用之。兔絲子根凝正陽之氣而補人之虛，一取其有脫體之象，而又扶正氣也。榆白皮滑降，能下有形留著之物，故用之。藥杵搗百藥，惟濁陰之味留之，沃湯飲之，亦如噎膈用杵頭糠，取舂下之義也。

衣不下　煮小麥、小豆濃汁飲之。一用蟻垤土炒熨腹上，亦治死胎。

查小麥清熱利小腸，小豆之性寒滑過於萬夏，不食胃空而心煩燥者用此清滑穀氣正相宜也。蟻之為穴，圓土而擁出于外，且溫土熨腹亦轉脾氣，故可用也。

血暈　含鹽醋噀其面。

查醋能收耗散之氣，鹽能軟結凝之血，含以噀面，則氣返吸，使血歸經也。古方以韭菜煮醋熏之，亦以韭行瘀血，同此義也。

○瘀血煩悶　搗藕飲汁二合。

查藕涼血通血，故去瘀止煩。

積年漏下　鵲重巢燒灰，日三服，三十日愈。又治小兒尿血。

查鵲為靈鳥，于二陽上升之時始為巢，重巢者二年之居也。

乳哺其中，則能補益于人。既升陽氣，而又調燮陰氣，故治漏下。

## 小兒方

浴新兒加猪胆一枚，永無瘡疥。

查猪胆敗毒，性寒，而與草木之苦烈者不同，故用之良。

○兒生不啼　取葱白鞭其背。

查葱能通氣，鞭其背則臟氣通，蓋五臟皆繫於背也。輕拍之，氣未通于脈，故可發声。

中風口禁　雀屎麻子大，水送下。

查雀屎滌痰，熾兒凡口禁，必胃有停痰，故用之良。

○臍不合　燒蜂房灰敷之。

查蜂房走陽明而止風邪，塗瘰癧牙疳皆用之。臍不合亦風也。

○鮮顱　炒蛇退末，和猪頰車髓，塗頂上，日三四次。

查蛇退輕宣陽氣而去風邪，猪頰車，胃腎所屬之首也。顱門不合，乃腎氣不足，風外客之，故用此。

○肚皮青黑　酒和胡粉塗之，不急治即死。

臍之外候為肚皮，若臍病而應于外，塗之亦無益，此必外受毒氣，欲傳內也。鉛粉鹹寒拔毒，熬膏必用之物，以酒行之，使毒外散也。

○黑脹欲死　炙半夏末，酒調服，日三次。

查半夏辛溫，理氣化痰。凡脹皆肝氣不束，其黑脹則胃有積痰，而肝氣又乘之也。以酒行半夏，令氣通則解。

野火丹毒　先背及身，大而赤者，濃煎棘根湯洗，赤小豆末塗之。

查棘為酸棗科，其根堅人筋骨，且清陰熱；赤小豆散諸瘡腫，皆良。

尿灶丹　初起兩股，入臍及陰上，皆赤者，煎桑白皮浴之。

查桑皮散肺行水，泄熱除陰，外用拔引毒氣，有用灸瘡疽之不斂者。

風瘙隱疹　礬石為末，黃酒煮，盡用鋪拭病上。

查礬性鹹寒，收濕去濕熱，解毒除陰，以酒行之，用治隱疹。

○一切丹毒　馬齒菜搗汁飲，滓敷患上。一方，雞白豆豉並服。

查馬齒莧清涼解毒，行血滯，故能解一切丹毒。雞白寒滑，豆豉疏

散利竅而達表則毒解矣

小兒赤白痢　搗生地黃汁飲之　又渴痢木瓜汁飲之　又蒜塗足下治痢

查生地黃滋陰涼血清腸胃而通經絡行達下故治痢　木瓜調營衛而理肝氣棄脾之泄痢　蒜塗足心引熱下行且臭而通竅故是瘟

痘瘡入目　生羊肝薄批切以線取汁滴浮萍末食後服　大人亦可用

查浮萍能去翳通走膀經而輕浮發散之物也以羊肝引入目竅

赤熱目腫　大黃芒硝礬石等分末水塗目上厚掩之

查硝黃清熱敗毒礬涼而拔熱外行也

○重舌腫起　朴硝塗咽外近舌根處內用點之

查硝清熱破結散滯故用之

卵腫偏墜　防風丹皮等分末鹽湯下一錢

卵腫多是肝氣內鬱外客寒邪　丹皮泄厥陰之熱破厥陰之血以防風疏蕩泄肺調肝鹽以達下也

頭瘡白禿　油雜滓合屋塵塗　先用皂角湯洗過　又方定朴黃連干搽

小兒腹寒慢啼驚痛脹滿不食便青及大人虛冷或有實不任吐下者

馬藺礬燒半日以棗為丸大人服梧子三丸小兒減之以腹內溫為中病

查礬性寒而以治寒者蓋燒透則溫也然三年有代木丸用燒絳礬治腫滿右方治瘡利痞塞多用礬以其能抑肝木燥脾濕追痰涎借燒溫之氣以行之故去寒積

洞注下泄　蒺利子搗汁飲之　又方木瓜煮汁飲

查蒺利疏肝益脾洞注者肝風制脾也故用之　木瓜亦土中泄木氣

○溫瘧

生鹿角末先發時溫酒調服一匙

查鹿角鹹溫生用散熱行血散經通邪　先時飲之故可止瘧

誤吞銅鐵　艾蒿煮汁飲　一方多食白糖或食蜜　一方食肥肉　一方食韭

韭菜勿切碎須多食　誤吞針　隨吞磁石一豆　或末服一撮

查艾辛溫通十二經絡想為利氣通腸之用也白糖白蜜肥肉皆粘滑裹著韭菜不切亦纏繞滑下磁石吸鐵可合一處也

中毒方

中惡卒死　牽牛踏面二百息以鹽塗面則半紙不醒　一方以鹽湯灌

灌之，壯則醒。小便不通，燒筆頭七个，水服。一方：灸足大指上叢毛處。
灸人中各三壯。一方：韭汁灌口鼻。一方：雞屎白（棗大）、青蒜一束，煮，
灌之出汗愈。
牛得坤土之正，能避穢邪，鹽水能吐風痰，燒筆頭久染墨氣，通竅
利竅。韭汁散敗血，避惡氣。雞屎白亦除濁分清。青蒜散表。皆令
內外通利之故也。
熱死。取道上熱土壅心上，冷則易之。或嚼蒜，令衆人尿之。一方：飲以干姜、
甘草、陳皮湯少許。一方：掘土坑，以水攪稠，飲之。
按熱死者勿近冷，蓋陽浮則陰反凝也。以土溫心，以尿沖臍，以姜橘飲，
皆溫中化氣也。地漿水亦溫其中。地漿并治中食毒。
○中食毒。犀角末水服之。一方：綠豆、苦參兩許，能吐食毒煩悶。一方：大
豆、甘草煮服之。一方：陳皮湯冷飲，治魚蟹毒。
查犀角入陽明，解百毒。大豆、甘草解百毒。陳皮利氣散冷，故治魚腥。
苦參寒品，本草載其安五臟，利九竅，醋滑吐天行之毒。大率飲食
之毒，必為熱結，故用之也。
酒醉不醒。葛根汁飲之。一方：大豆去酒毒。一方：葱白、豆豉治酒病。
查葛升發胃氣而散結凝，酒醉則正氣不伸，故用之。大豆亦去毒也。
胃，葱豉亦疏散通利，使酒濕外散也。
○瘡中水傷。炭灰、定粉、豬脂塗之。
炭灰暖而行濕，定粉燥而去毒，以脂和之，故利水毒。
○金瘡傷水。搗韭敷上，以火熨之。
查韭散瘀而勝濕，得熱則行也。
破傷風。杏仁膏塗，以麻燭灸之。
查杏疏風利表，外用去毒治瘡，故破傷用之。
蛇蠍傷。取齒上殘飯敷之。一方：硇砂水塗之。生半夏、生白礬塗之。
查硇砂化銅鐵，能惡肉，則治毒傷自速，遠堅不解。
蚰蜒入耳。滴牛乳滿則自死，入腹者大飲之，亦自化。一方：炒芝麻。
牛乳味膻，令其蟲多出之也。芝麻味香，以引之出。
水毒。凡人洗浴，似中射工毒，初惡寒，似頭痛心煩，百節強，兩脇熱。

[illegible]

但欲寐，暮更甚，四末冷，六七日下部出膿，或利不止，六九日不可治。一十日殺人。用小蒜煮水洗，当发赤瘢，取桃叶绞汁饮之。一方蒼耳汁服，并納下孔。一方赤莧菜汁服。三物肘后方所出也，亦发散外邪。

○竹木刺不出　服王不留行湯。　搗生牛膝根茎塗之。　一方燒鹿角末，水塗之，一夕出。　一方頭垢塗之。

煮王不留行，通經絡，走而不往之藥也，故動落陷刺傷。牛膝本草亦載出竹木刺。蠹生用散血破結也。鹿角發生陽氣，助陽外提之功也。頭垢亦如然。

随落傷損　取浄黄土蒸透，以旧布数層裹之，熨病上。勿大熱，損肌。冷則易之。取痛止則已。已死能活。三十年者亦差。　飲以熱小便。

按土為萬物之母，屬坤寧之氣，熱熨則氣血太和，筋骨亦安。

骨折　生地搗爛炒熱，厚敷，布裹竹片夾縛，勿令動移。一日十易之。

有血聚紫黒之處，砭去之。

煮生地活血去瘀，填髓長肌，本草亦載。生地一斤、糟一斤、生姜四兩，搗封之。

○金瘡血出　桑根煮飲，柳絮封之。　又方：連根韭菜，搗封之。渴食肥脂。勿飲水，水滿陽明則逼血出矣。

陽明主肌肉，水入則血出，故桑根煮之亦能降利小氣。柳絮其形純堅也。

○金瘡痛　葱醋煮湯洗，止痛。　炒楊白皮内服外塗。

煮葱通氣助陽，氣行則痛定。曾有以熱葱搗上，冷即易之，少頃痛止。

赤楊

破傷腸出　濃煮大麦汁洗腸，納之外，以新剥熱雞皮封之，亦飲麦汁。

煮大麦滑而長肌，亦和腸胃，補中宮，故用之。

中矢不出　白斂半夏末，酒服。浅者十日出，深者二十日出。

煮二味辛温，氣能導薬前方，用以催出。

瘡疽方

○背瘡初起　鉄銹水服取利。　以羊脂切片冷水漬之，以貼瘡上，暖則易之。

五七片差。　又方：乱髪灰酒服之。

煮鉄性鎮肝降胃毒，髪灰亦消瘀通格，冷羊脂潤而化毒也。

喉痹　只将頂心髪一縷作力提之，其喉之痹遂破。　一方肉桂豆大，綿裹着舌下，塩汁即破，亦治失音。

●煮桂辛散而降，開肺熱，六引火帰原，喉痹多発于陰也。

[illegible]

○腫毒大痛　萆麻子搗爛敷之良　桑灰煮汁漬之常令之熱

查丈麻子杏仁通滞桑灰亦疏通暖血凡瘡痛非温即寒也

○疔瘡　疔初起即将針刺破見血塗以雄黄末　搗菊花枝葉根絞

汁飲之　查雄黄通滞败毒菊清解熱芳香解穢氣也

瘡痛堅硬　凡瘡堅硬而不作膿者生商陸根搗傅之乾即

易以軟為度

瘡無頭　馬鞭草塗上即頭出　又法吞葵子一枚不可多

○查商陸陰沉下行攻堅利水故治熱結不開

查馬鞭草破血通経葵子寒滑利竅故用之

○瘡膿不潰　焼雞毛二十一枚陳酒服即潰　又方人乳和麦麺塗之

查雞矢而疏泄雞性暖而散寒催膿令潰亦助陽之功也

瘡肉中如眼不差　蛇退煮飲　以附子切如棊子安上以口噓文炙之令附子熱

瘡久不合多是陽虚故用附炙之蛇退善脱邪惡腎瘡

疔瘡　蒼耳根莖灰以醋泔澱和如泥封干則易之

蒼耳去風敗毒

○火焼瘡　不可近冷水偏熱入内以醋浸末日良　蒲公英白汁塗之

已成瘡者焼白糖如灰粉之即干　因瘡腫痛劇者以菜條焼烟燻之

汗出愈

查醋収耗氣散積血蒲公英大败火毒白糖甘寒而潤故收火傷效因

瘡大因火受尽受寒受燻之故燻汗皆解

腸癰　取雞頂毛并屎焼末陳酒服　屎墳塚上土水塗

查雞矢白能下濁穢頂毛升陽也

○乳癰　初起後葱汁飲滓塗之　又方柳根皮搗爛炒熱以包熨之

查葱通氣化癰柳根亦疏散清瘀之物也

外傷方

○狂犬咬　搗韮汁日三飲之以愈為止　搗地榆汁塗亦可服　一用杏

仁研汁服　虎牙虎骨末服　熱牛屎塗　忌嘗忌冷忌酒

查韮破惡血地榆亦然杏仁能毒犬虎能制犬牛屎亦拔毒也

○針折入肉　刮象牙水塗之　以磁石吸之

○[illegible]

[illegible]

[illegible]

○[illegible]

○[illegible]

[illegible]

[illegible]

[illegible]

○[illegible]

[illegible]

[illegible]

[illegible]

○[illegible]

[illegible]

[illegible]

[illegible]

○[illegible]

[illegible]

○[illegible]

## 霍亂癨痢方

霍亂引飲々復吐嘔者宜良姜々刄宜服之 吐利者宜桃葉汁服之止 冬用桃樹皮 霍亂大困濃煮塩湯以盆漬之

煮良姜性熱能破積去冷止逆 桃葉綠泛破血亦自佳也

○轉筋 酢漬青布搨之 酢木瓜煮絮搨之

煮酢者取酸味酸走筋 木瓜于土中泄木氣

飲食遭毒霍亂 濃塩湯飲而探吐 不尽更吐之

夏月霍亂 扁豆 香薷等分煮服

香薷散暑行湿 扁豆安中清暑

小便閉 乱髮一拳燒酢合服 隨炒黒豆葉坐其上 又煮阿膠服

煮髮灰通閉本草載其治轉胞不通 黒豆化腎氣 阿膠滑下竅

吐血 卒然者取艾三團煮服 又髮灰塗小腹亦治下血

暴痢 黄連烏梅等分合蜜丸服

久痢 赤松皮刮去蒼者煮粥食之

煮黄連与姜与木香皆理寒熱分陰陽以梅合之則偏于救熱之蓋暴疾多熱也 松皮香而澁燥而固 故用之

○冷白痢或小腹寒痛 川椒一合酢泡一宿以麺拌裹煮食之或加豉茴塩亦可 此亦治下墜

煮椒善下而温中臓 故治虚冷之

瘧 燒黒牛尾毛塗脂之 未発前抱一公雞弄令之大叫則不発

童便一椀煮蜜一合平旦服

煮雞辟陰邪牛辟陽邪尾毛乃督脉之末也 童便降濁蜜以和中

癥積痛 牛膝煎服而洩氣脂之便吐 又商陸根搗塗热以新布安腹上葉安布上以被覆之冷則易 女濃煎服則吐利亦治痞食

煮牛膝性下能破癥 商陸亦下行而利 女宜通經温胃助陽也

## 五官方

○舌卒腫滿口須刺兩邊出血 又以生姜酢煮含之良 舌赤腫者生蒲黄末塗之少加干姜安寧

椒舌腫滿不治殺人急刺血以洩之可也乾姜末去纖醋以和之蒲黃涼血行血加乾姜以反佐之

蟲入耳 以花椒末醋合滴之即出 蔥汁滴之可治聾耳

婦人心痛 藍青布包鹽燒赤研漬服 或燒秤錘漬酒飲

鹽以破結燒便散寒也燒錘漬酒亦行滯散寒

耳聾出汁 以帛拭淨先入礬石末次入食鹽末

查礬收濕鹽潤燥礬殺蟲鹽清火故合用取效

○停耳 桃仁搗泥赤綢包塞之一日三易

查桃仁破血通滯赤綢亦行陰凡停耳皆肝血滯也

蟲蝕胃痛 雀風末蜜丸寒水下三四十丸

熱翳目疾 以生羊筋將睡時漱淨口嚼化點之 亦治眯目又香蚕砂一方

羊肝去翳筋乃肝之餘也筋性漸運故亦治眯

○齒痛 馬齒菜嚼之 茶葉合鹽搗貼之

馬齒菜去熱殺蟲茶葉清腎氣鹽以入腎也

大便難 阿膠加葱白煎服 葵子合乳汁服

法皆滑潤且通氣也

小便不通 葵子髮灰末水調服 車前子葉皮李仁紫菀皆良

葵子滑利髮灰化陰通滯車前利竅李菀桑皆降肺下行也

○腳氣入腹衝悶 吳茱萸三分木瓜五分煮分三服或汗吐下即差

查吳茱萸溫肝降逆木瓜脾中泄肝二味皆能舒筋行滯也

耳聾 菖蒲附子各為末香油調丸綿裹塞之

查菖蒲通竅附子通陽陽通竅開則聞聲矣

諸風水方

中風眼斜 刮枳實上青皮得五合炒熟以酒煮飲不用枳實肉

查枳實行氣取其皮上青者為達表也

大風疾 煉松香投水二十次蜜丸飢時即服百日效 天門冬漬酒服

查松脂去風而殺蟲天冬清金利制節也

風勞氣痛 桃仁研酒飲一大盞服蓋取汗

桃仁疏風破血赤能發汗通經

冷氣短。以檳榔湯任服之。一云氣用枳殼生姜等服

查以檳榔下焦，故致陽氣於上。枳殼加姜亦温脾胃之說也。

虚羸。鹿茸一具，地黄二斤，熬膏服

查鹿茸純陽，地黄滋陰，二氣合而治虚也。

欬逆支滿。白礬炒化入皂莢末半之，合爲丸，小豆大二丸

皂莢使肺以礬和其烈也。

大腹水鼓。烏豆炒香爲大散，以末米飲下一合，日漸加，更以常用

除食戒鹽，小便得利，不發。常服牛乳大良。

水腫。葶藶蒼耳子共末，水服。檳榔煎湯服。馬兜鈴水煎服。

查烏豆解毒，消脾腎而消水也。葶力大降肺水，蒼耳祛風。檳榔

去下殺利水，兜鈴降肺氣也。

○頭風。蒼耳子水煎沐之，日三次。一方以檳水沐之。

葶藶油和水以檳榔散塗之

瘟不染。疫渴淋方

蒼术豆豉等分，煎服則不瘟。松葉末煎服

查蒼术去穢，豆豉清涼解散，松葉扶清退濁之物也。

消渴。花粉十斤水煮汁，入牛脂一碗，煮令汁盡，以湯服，雞子大一塊

花粉生津定渴，牛脂滋肺胃之燥，此渴而小便利者宜之。

又法桃膠含之定渴。黄蠟煎湯定渴。

虚熱作渴。浮萍花粉等分，人乳爲丸，空腹米飲三服之

花粉人乳即前方之意也。浮萍利水，輕浮入肺，行潤於上也。

消渴尿多。鹿角炙焦，湯服之，日漸加。此扶陽也

淋痛。蒲黄滑石等分，湯服。細白沙炒熱，漬湯服。熱鹽熨少腹

查蒲黄滑石利竅以湯行之，沙亦利竅，鹽可軟堅破積也

石淋。從蓉同食之，連車前一碗，頓服之。又方桃膠棗大，夏用水冬

開渴服之。又以葵子葵根煎服

查車前利便，桃膠滑潤下行，葵子亦滑而利竅也

血淋。大麻根七个煮飲，亦治尿血。胡麻搗泡一宿，絞汁煮飲之

小便血。当归汁煎服。荆芥汁煎服。髮灰汁服。

查麻润而滑利。当归行血归经。荆芥理血分清。髮灰养血消瘀。

头面手足方

口吻疮。枯葵根烧傅之。白杨枯枝烧傅之。蓝靛洗之。

葵根寒滑。杨枝疏风。靛以解毒。

月头疮似癞。蛇退灰醋调，猪脂涂。苦瓠子浓煮洗之。

浓煮汤洗之。

查蛇退疏风治疮。苦瓠川水败毒。枣肉润燥解毒也。

代指痛。以唾润硇砂涂之。不如唾润麸加硇作饼，内加硇唾套指上。

又以川椒汤渍之。葱汤渍之。用黄蘗。

硇砂化坚破毒。椒葱皆散毒通经之物也。

○手足指挛痛。清酱和蜜涂之。

ヘ手足冻裂。马粪煮汁渍半日。○野鸡脑和糟涂。

按马粪大热而行经也。

漏疮。马齿苋、烛烬灰合研，以猪脂涂之。先以甘草汤洗。或烟松香纳孔。

中。手中屎人屎以绵裹安疮上，痒则启视有虫去之，虫尽乃愈。

按漏久属寒。漏必有虫，以上之方杀虫散寒也。

鼠瘘。猪脂并生地同煮，先以桑灰汁洗，次涂之。其未破者，柏叶敷。

疮上如盐颗之。又以鸡屎猪脂涂之。俚桑中服之。

查桑灰疏风，生地散瘀，柏亦去风清血，盐以软坚，鸡屎去风化积也。

○蝎瘘五六孔相通。捣茅根汁滴之。

癣。以热豆饼搨之，以去虫。亦治浸淫疮。

疣。以生葱根揩之，以羊蹄根合酢涂之。

白驳风。以手取韭上露涂之。

痔方

痔。取桑上木耳空腹饱食之。下血者，楞名附子等分为丸服。

木耳散血疏风。附子温脏和阴则化湿止血。

热脱肛。蒲黄猪脂搽以纳之。花粉猪油亦可。取其寒滑也。

# 醫學闡微

## 本草闡微論

夫醫之為道不難於識藥而難于用藥，尤要必認病之表而裏。用藥多誤也。病有虛實寒熱表裏，其所見症候雖各不同，而陰陽錯綜之間每多疑似，但知其藥能治其症，則不免有誤施者矣。庸輩于一半日不知詳參症脈探討病原，而于本草亦惟記其功用而已，則擬方合劑豈能適中其病哉。夫藥之開闔升降補瀉，是其性也；其味有五，其氣有四，以氣味之清濁厚薄入陰陽之臟腑經絡，合品為劑，又在君臣佐使相協以為用也。即如麻黄味苦而辛，甘氣溫而輕薄，性主升散，故能通腠理而發汗，瀉肺實以行水，入足太陽手太陰經，治傷寒頭疼脈緊，拘急惡寒，加桂枝生姜以達表，治喘息氣逆，加杏仁石膏以瀉肺，本草又稱其能除瘴癘，破癥堅，消癧痺，散水腫，要皆其宣化升泄之功也。假夫痰熱溫瘧病勞瘵與脾肺虛而為腫痺喘逆者，亦以麻黄疏散之乎？故讀本草者不在記其所治多病，只在識其功用專能也。是卷所選藥品僅（堪）妙，所載主治不繁，使學者便于參究易于記憶，精兵不在多而其多信士而後可任也。

### ○補陽諸品

○人參 味甘微苦，氣清力純，稟中和健運之性，能回胃氣于何有之鄉。（健胃回陽，升氣補肺，故回之也）滋長肌肉，定虛喘虛嗽，瀉瀉瘧痢，生氣生津，止煩渴，散痞，小兒吐瀉，又充裏。隨補陽之藥以固氣，升清陰，補陰，入滋陰之藥以補液，有氣以生脈氣而通血脈，化堅積，充表氣而退熱，止自汗，助諸藥之靈而達各經。但陰虛火盛而虛熱……肺熱者勿用，不合于用，表虛表有邪者為用之亦有功也。虛陽上泛，助其氣而肺胃自逆矣，未清之滯，承其濕熱，則化熱行，虛痰壅賊得參則本伏而又躍，而邪有可解也，俗謂誤補留邪，不可之論也。

○黄耆 味甘氣和，性溫，能守補脾胃，則充肌肉，宣腠理而止表虛自汗，杜衛氣而使汗解表和，故定痛痒，化癰膿（可使汗出表和），止崩漏，下達全氣，強達。

生用氣平，炙用氣温，而中滿者（其緩中宜乎，故亦生血，凡內傷氣虛者而）……傳化失職者，以純甘緩中，則令氣反不利，故作脹滿也。

○黨參、洋參　前代人參即産于上黨，今旺氣東行，則黨參之味淡氣薄，非昔術所之，則參之補益之神也。洋參味苦氣寒（而升發之力則大勝黨），中滿者雖其力強于黨參，（補中益氣諸法用之）生肺虛者宜，瘡瘍科外用化毒提膿最妙，是以知其力否也。

玉

○玉竹　一名萎蕤，味甘淡之氣，主性主和中，益氣（調和滋潤），故有可代參者，日之稱也。用之於補則功太緩。（本草言治中風暴熱，目痛眥爛，治時疾之寒熱，天行熱狂）其治中風暴熱，眥爛，淚濁，風濕，及心腹結氣，勞瘧，頰肉等症，則其潤和滋潤助下焦之……亦可知矣。自消……熱者用之，亦屬風虛熱中後時潤肺之藥也。

○甘草　純甘，為中土之味，色黄，為中宮之色也，其性温平，補（助）脾胃，緩中氣，（瀉燥火）敗諸毒，調和諸藥，使之不争，助補氣補血……成其功，若欲升（則害咸，故中滿者忌之；炙熟則甘緩尤勝，故能補也）欲降，用則緩效反峻，和諸毒之藥也，生用氣平，亦可瀉熱。

○白术、蒼术　白术甘而苦辛，温平，利濕健氣而能補；蒼术辛苦而甘，燥烈，除濕開鬱而能利。故補者強脾益氣開胃，（定嘔消脹）凡緩中補土者，皆不利于水濕，惟白术利腰臍之氣，（制寒中之邪故）（濕去則津液內生）脾胃健運，故安胎用之。利者行水發汗，治山嵐瘴疫瘧，除一切惡氣，而白术亦有辛燥一類（種），蒼术亦有甘潤一類（種），但取甘者補而辛者利，古方原不分蒼白也。

○狗脊○　性味功用近似白术，而多強健，故除痿風，利机関，理脚弱，治周痺，止失溺之症。

○鹿茸　甘鹹温潤，益陽生精，蓋鹿禀陽性，頭角崢嶸，一歲一生茸，具雄氣，補陽最速，而血液漸采不同，燥品誠腎臟之妙藥也。其角益膠，功則次之，若以角製為霜，亦補脾腎之陽，若生研用之，則透發之力亦有所藉也。

○補骨脂　苦辛氣燥，性温而降，故能入腎，治寒瀉之晚，攸下氣之逆，止遺泄，定喘息。

○杜仲　辛甘之氣平，性温而固，（潤走肝經氣分）故能強肝壯腎，治腰痛腿疼，囊濕遺瀝，亦潤經安胎。

○山茱萸 酸濇氣平性溫善攝溫精助陽收肝腎之耗散闔九竅之開竅若陰虛寒彰燥滯者則不宜用故八味丸中能守桂附助地黃以成功也

○枸杞子 甘辛氣純性溫滋補益陰中之陽添精生髓理虛勞平消渴蓋利陰不滯扶陽不燥之品也

○茯苓 茯神 甘淡氣雖平利濕化氣 茯苓入脾而行膀胱使脾和膀利建運自行肺亦得安 茯神入心而行小腸不比赤苓之利以其抱根而生也故寧神志定驚悸平淡之品雖言補益也

○兔絲子 辛甘性平感陽氣附物而生故能升陽益脈助胃氣定虛勞助腎氣止遺泄平補之品也

○五加皮 辛甘性溫氣應五車之星質具五行之用益人五臟藥中良品主治五緩攣痺表分風濕之病

○薏苡仁 甘淡性平氣微寒降虛熱所宜除濕而利關節清腸而理肺癰但力緩功遲

○扁豆 甘淡性平勝中宮濕氣以平寒熱故可和胃健脾以扶正氣能治暑病霍亂而安定之

○山藥 甘淡微濇性平而補滋肺脾腎臟益其虛損固陽止泄之功亦有妙建助扶正之能則微也

○補陰諸品

○熟地黃 地黃味苦氣寒性沉質潤其乾者亦清血熱滋血燥使脈潤而滯者可行新者可生故治血分諸病惟氣滯而血凝氣寒淡而血逸者則大忌之以醇酒製熟其味純甘取其沉潤大補肝腎陰虧精血虛燥諸病緩如八味四物佐使相助建功乃奇熟地此品與人參蓋陰陽補藥之首重之品也

○肉蓯蓉 辛甘而鹹性溫質滑滋陰潤燥大養精液其辛而能利陰中之陽亦

濕下寒之证患瘀瀉血惟重用專用則清腸通結並亦助液中之氣而為之流通非陰之柔但潤之品也

女貞子 苦甘性涼氣平清熱善養肝陰亦能滋補欲溫補肝腎自當以枸杞助熟地黃若清補肝腎以女貞助地黃可也

○何首烏 甘而微苦帶澀性溫平治肝脾腎一切虛損耗而益陰功勝故理風濕瘧痢瘰癧虛腫製者益純甘補益有功生者苦澀清掉而已

○酸棗仁 甘酸氣平收心肝脾之耗散止煩斂汗止驚寧神炒香亦助脾氣心液而能補益生用善清可止虛熱醒神昏

○柏子仁 甘平氣香清潤心脾而滋榮臟府取新者去油為霜亦助胃進食以其香潤之功也

○芍藥 甘苦微酸性平能斂理肝脾陰耗與陽氣不和虛熱攻衝腹痛泄瀉陰斂之耗滯者自行故又治經血病胎產瘧痢諸病白者性和為佳

○當歸 辛甘氣厚性溫從陰理血中之氣隨補藥生血隨利藥通營治經血胎產諸病專用調理血脈使各歸經佐以川芎上下可至者也

○沙參 苦甘氣清入肺肝而去風熱止咳驚突煩緩肺急之症痛理肺熱之燥欬益陰故可以補若言補五內陰氣可對待人參則不能也

○地骨皮 甘苦氣清性涼除熱治骨蒸勞熱汗出血失陰氣不足表裏虛燥之症

龜板 甘鹹微寒性陰能伏除燥退熱則滋血養陰治吐衄經血氣載血升並跌仆損傷若益腎尤能鎮陰中宮虛寒者忌之

鱉甲 鹹平色青入肝退熱益陰治勞氣骨蒸又可軟堅攻結治脅下癥瘕

阿膠 甘微辛鹹性溫氣厚入血分滋補寧肺降痰定欬喘失血以其壅滋定風阿泉沉降故也市者多偽雜其潤燥而已合其功也

## 温热诸品

附子　辛咸气厚性热，善行，其阳刚之用除内外一切沉寒痼冷，温下入肾，破阴回阳，多夭之太热。辛咸味失则缓而无力，用佐阴药补阴中之阳。

用佐气药固一身之表

肉桂　甘辛气厚性热，善降，故补命门真阳，温肝肾血脉，治寒滞内瘀，除脾胃阴弱，凡下元寒湿，通阳上泛，服之则浮热可收，故有引火归原之称。但近时难得，辛燥之物用之无功，反恐动热。其枝味平，可入血，通营气，行于表。

乾姜　味辛气清，生者去恶气，利水邪，止呕吐，散表寒；爆乾则热温中，除寒，微炒存性，辛而兼苦，可以守中；炒黑固血中之气，治内寒不化，吐血便血。

硫黄　苦酸性热，性动质滑，补命门火衰，真寒内痛，消泻霍乱，内除虫邪，外治疥癣，又通老人阳衰液燥大便不行，倭产难得，以石硫之烈气者，灸而用之，土硫臭气不可用也。

艾叶　辛苦生温熟热，宣通诸经，祛寒湿凝结，下元阴冷，痹痛，炒入血分，温经去寒，暖妇人子宫。

吴茱萸　辛苦气味俱厚，热而性降，治寒疝结痛，畜冷，呕酸，厥逆头痛，肝经之病者，肾寒气逆。惟川椒善下，故泄泻呕逆，肺热牙疼，胃脘虫痛俱可治之。茴香虽然降性，而气厚亦暖于下，治疝瘕腰痛之物，相类，萸为肝药，椒为肾药，茴为膀胱药也。

丁香　辛温纯阳，气香质润，温中而芳香，及肺油润及肾，快三焦之气，治呃逆呕吐，奔豚疝气，腰膝冷痹，痘疮灰陷，用代肉桂亦可。

麝香　苦辛气香，性大温，暖肾臟，利窍通经，辟恶杀毒。

冰片　辛甘气雄，性热，能散通利关窍极速，以酒服之，走气杀人，用者慎之，只可外用。

## 寒凉诸品

黃連　苦寒，氣滯，浸膽浸胃，燥熱成實火，燔及三焦，上攻口目，下至二腸，熱勢不解，惟連能制心火而清之。若津液內燥，熱在氣分，投以黃連，火終不伏，蓋純苦則燥，氣燥則滯，故火不能除也。

○黃芩　微苦，氣寒，清氣分火邪，理肺與大腸，故除咽喉口齒鼻竅熱邪，淋利下血，腸風痔漏。氣清則表熱可除，腸熱可安。

黃柏　苦辛微鹹，性寒而降，平三焦熱邪，理淋痛，清浮火，除下焦濕熱，使陰氣不受煎熬，雖非實有強陰滋下之能也。

○知母　苦寒質潤，能平燥熱，故滋肺胃，與黃柏上下以清金水二臟陰液。熱耗者亦所常施，知母亦非滋陰之品也。

○龍膽草　苦寒氣重，清肝膽之火，平目疾，定驚狂，其功不甚下也。

蘆薈　苦寒味厚，平肝膽實熱，外敷濕癬，加硃砂之通大便，降肝氣也。

○石膏　甘淡微辛，性寒而質重，氣浮，故理三焦之熱，清胃府以及肌肉。

解陽明大熱

○芒硝　苦鹹性利，破結軟堅，製為元明粉，亦降熱通腸。

○大黃　苦寒氣濁，攻痰食瘀血熱結，內壅不開，脹滿譫狂等病之能通利，故號將軍。但有大熱性利之巴豆亦號將軍，但巴豆遇熱而行，遇寒則止；大黃惟酒製過性，乃能留戀磨積而不迅行也。並濁味歸下，終不留也。

○梔子　苦寒，而味厚氣薄，可以升降，以清熱鬱火，令至鼓，取氣以吐熱邪，合於實；取味以降熱邪，同苓澤行水道，炒黑入血分，故所治之病甚多也。

○達表諸品

麻黃　苦辛氣溫，其性輕揚，內通肺氣之裏外，達膀胱之表，開肺鬱而疏邪逐水，通玄府而發汗解肌。配桂枝行太陽之表，配葛根走陽明之表，配柴胡走少陽之表，配細辛走少陰之表，以石膏甘草清而和之（配杏仁清肺之壅），但從裏瀉肺，不發汗矣。

[illegible]

[illegible]

[illegible]

[illegible]

○[illegible]

[illegible]

○[illegible]

[illegible]

[illegible]

○[illegible]

○[illegible]

[illegible]

[illegible]

○[illegible]

[illegible]

○[illegible]

[illegible]

○[illegible]

[illegible]

[illegible]

[illegible]

○[illegible]

[illegible]

[illegible]

[illegible]

○羌活独活　苦辛之气浮，羌活清升，善于达表，走太阳厥阴之经，治风湿
寒痹外感。不同独活之气浊，能疏伏邪，治关节不利，腰腿寒湿

○防风　辛平气浮，善达表散风，亦能发汗，用佐表药，赞勋成功

○葛根　甘辛之气浮，入胃而升，宣通肌表而清热生津，故理痘疹，亦可败毒

○柴胡　苦辛之气平，走少阳之经，行半表半里，以和解热邪，内润肝胆
理疮痈风湿

○荆芥　辛苦性温之气，之后味厚，可入血脉，以解表邪，故清头目咽喉疮疹
之郁，又治崩淋瘰痹，及产后虚风

○白芷　辛温之气厚，入阳明而走达其经，散头风鼻渊，眉骨齿痛上焦
风热，又理痘疹，托疮脓，可以排阳明之滞气也

○升麻　甘苦微辛之气浮，善升宣通中气，亦能达表，可提列清阳之陷，承亦
苦开表发之邪，故解百毒，理斑疹，上清头目，下止泄泻，若谓升麻能引
诸药上行则过矣之语也，升麻之气清走气分，而不善上升，牛膝之气浊走血分
而善下，牛膝亦治喉痹口疮牙痛之病，岂引诸药下行者哉

细辛　大辛气烈，故能走少阴经，而以发其邪，若误用之，则血随气奔溃，从诸窍
而出，因其治少阴头痛齿痛，而不详其系阴邪而率然用之，则何其谬矣

○川芎　辛苦甘，气雄，入厥阴血分，上升头目，下达血海，破结通经疏散
最烈，四物用之，行地黄之滞，而且有行药和之也，今人以芎归二味于
产前催生，已病虚脱，乃见愚风寒头痛，即随羌防投之，又于疟
疹中通其血滞，致动肝气而变生他症，竟不悟也，慨夫

○薄荷　辛凉微苦，性平气烈，入肺肝气分，以清风热，治头风脑痛，口齿
咽喉之病，其气味俱轻而芳香，似烈，故除心胸恶气，利窍通关

○通气诸品

○枳实枳壳　苦辛之气温，枳树叶结坚实者为枳实，气味俱厚于而能下之气消满攻

○[illegible]

○[illegible]

[illegible]

○[illegible]

[illegible]

[illegible]

○[illegible]

[illegible]

[illegible]

○三[illegible]

[illegible]

[illegible]

[illegible]

[illegible]

[illegible]

○[illegible]

[illegible]

○[illegible]

[illegible]

○[illegible]

[illegible]

○[illegible]

○[illegible]

○[illegible]

[illegible]

○[illegible]

坚破滞逐瘀，其结屡贺鬆者名枳殼，气味俱薄而耗，利气降浊，消痰逐
水，用之有制。枳实则健运强脾，枳殼可治泻利来生胀。
○厚朴　苦辛气温，味厚，消食下寒气，治胀满疼痛，霍乱呕逆等症。
○乌药　苦辛之气温性，数香于朴而气味清，以调诸气，治冷气结胀痛，痹痛疝症，
虫以及中恶中气，暴厥诸症。
○青陈皮　辛苦气温，青皮微酸气烈，能伐肝胆郁结，劫疝消坚，
除胁痛，鬱表气；陈皮辛而甘苦，能调诸气，消食化痰。
○草果　辛香性热，气浮，除寒湿，开郁结，瘴疠客邪，脾胃寒滞诸病。
○藿香　辛甘味二，性微温，气清，升降调和，除一切恶气，利膈宽中。
○郁金　苦辛香下，入血通气以开凝滞，治寒气结血攻衝作肿。
○大腹皮　气味功用烈于霍香而善下行水，治胀满疼痛，痰逆气滞。
○葶苈　苦寒善降，泻肺实水逆，胀闭喘满。有味甜者其力稍缓。
防己　苦辛性利，治湿热水肿脚气，便闭，缓于葶苈，专理下焦阴分之邪。经
○延胡索　苦辛微温，走经络而通气凝血滞，内外治一切结痛。
紫菀　苦寒性利，入血滑降，故利便通经，非宣通活血，瘀疾确宜。虚寒之症莫用。
常山　苦寒性烈，攻热痰，治老疟，定狂痫，以甘草缓之则可作吐，非善药也。
木香　苦辛性温，气厚，升降诸气，理肝脾肺滞气最捷，治霍乱瘴气。
寒疟（寒湿之痢）依以苓连，则消热结而治痢病。
○三棱　苦平，通肝脾气血结滞。逐手香附，虚人忌之。
荜茇　辛热，气厚，温中下气，性阳而用阴，以牛乳和之治气痢宿食。[illegible]
蓖麻仁　辛热性急，俗称大麻子，逐风拔毒，破结通凝，类于巴豆，只可外用。
巴豆　辛热性烈，能破寒积，治痰食冷结，攻衝作痛，去油炒用，可止寒
积作泻，消化不攻，盖得冷则住，遇热乃行也。
○郁李仁　辛苦润降，下气開结，能通二便，亦消水肿。
○火麻仁　辛甘润降，滋肠利便，能治血燥。

○大麻子 [illegible]

○蓖麻子 [illegible]

[illegible]

○栝蒌仁 甘苦寒，滑利肠，清痰通郁结，宽胸。二便不利，故治咽肿燥热滞痰。
○杏仁 苦辛微甘，味厚善降，开肺郁，下肺气，治喘咳痰逆便闭等症。
○桃仁 苦辛性利，润燥通瘀，治癥瘕结痛，血逆便闭等症。
○木通 苦寒气降，行小肠膀胱，治热淋湿闭，下乳通经。
○牛蒡子 苦辛性平，能疏能降，利膈之滞，治喉痹瘾疹等症（肺热上逆）。
射干 苦寒性降，治肺经实热，攻结咽喉，利肠通经。
○白芥子 大辛性温，味厚气清，开郁滞气，行皮膜而化痰涎，散寒湿而消结痈。
○莱菔子 辛温，气味俱厚，子通气，消滞导痰，除胀，生研水服可吐风痰。
扁蓄瞿麦 苦寒，胜湿热，通小便，治黄疸。扁蓄杀蛔虫，瞿麦心下作痛。
没药乳香 辛苦气雄，通血滞，疼痛实痛结毒，筋之外伤，宜通气血之分也。
硃砂雄黄 甘寒（淡）重镇，逐痰定惊，杀虫辟邪。硃砂微寒，定心热；雄黄苦，气温而功专理邪毒之结。
乾漆 苦辛性峻，须炒透用之，治年深之积滞，日久之瘀血，续筋骨，治外伤。

○○商陆 苦寒，下降，与大戟甘遂同功，下水之功，治湿热逆攻之病。

○调和诸品

○桔梗 苦微甘辛，性平，气升，入肺而开提胸膈之气，清理头目咽喉，上达诸窍。可治蛊毒鬲痈痰涎，谓其为诸药舟楫，载之上行，不能下也。
○丹参 甘苦气平，活血调血，化瘀生新，亦理心定志，治疮疡脚痹。
○玄参 甘咸气寒，镇下清上，去热消痰，散理胃热，治温瘴斑疹瘰疬诸毒。能壮水制火，散浮游之火者也。
○贝母 苦辛性平，开郁（解心肺郁）清肺，气定喘止嗽，亦消化疮毒。
○麦门冬 甘微苦寒，能润能清，治心肺烦热，咽喉不利，作渴作烦，及肠胃燥热。
天冬则大苦寒，滑降之大热，或可滋阴用，助麦冬则失之过冷。
○白蒺利 微苦辛，气平，清肝风，益阴之气，治痹痒疮癖目疾，亦多专能。
○紫菀 苦辛性平，入肺，降热之痰，喘定嗽使，邪去则正安，非能润补。
○桑白皮 甘辛而寒，泻肺热而不峻，清肝热而定惊，故止嗽利水，退浮热。

三七　甘苦而平，治一切血病，能消能止。

青蒿茵陈　蒿气清香，茵气香烈。蒿清肝胆，去虚热，生黄胃之气；茵利湿热，治黄疸，皆解瘟邪。

款冬花　微苦辛，性平，气浮，宣化调理肺脏，理嗽而治其咳喘，而亦今专事肺。

连翘　苦而微辛，清理胆肺湿邪客热，而可以达经，故散疮疹之毒。

牡丹皮　微苦，性平，清阴行滞，而非祛除血通经，故可宁心解热，使之下交。

香薷　微苦辛，性平，气轻，理肺胃湿热之气，治暑气霍乱，亦能清水，非除热也。

白薇　苦咸性寒，入阳明冲任之药，利阴下水，治血厥身热之淋、烦燥之危。

菟丝子

花粉　甘淡气寒，滋肺胃之燥，润消热痰，清温治痈，须佐他品。

金银花　甘寒气平，和中化毒，可退虚热，其功力则大逊地丁。

石斛　甘淡味之，存清胃肺浮热，虚人所宜，谓其补精治劳则不能也。

使君子　甘温，性利，除疳杀虫，清胃消食，饮以热茶则作泻，服其湿润宜下也。

钩藤钩　微苦寒，性平，理肝胆风热，定惊痫、眩晕，化斑疹不快。

泽泻　甘淡微咸，苦膀胱，利水道，治湿热，作渴作淋，上壅目疾。

竹茹竹叶　甘淡微凉，茹偏皮而清胃，退烦热，治惊痫痰迷吐衄；叶尤清凉心气，且退表热；若清利痰热之功，不如天竺黄。

槐花槐角　苦寒，清肺胃大肠之火，治血失痔肿；花清角泻，尤治痔漏。益肠使和，且可益阴。嚼吞槐花，亦治咽痛失音。

侧柏叶　苦辛，味涩，性寒，入血分而能止，故理失血，外敷汤火之伤。棕榈炭、莲房炭，俱止血。

桑叶　苦辛，性平，疏风气，退浮热，疗虚汗，清肺肝阴气之品。

荷叶　微苦，性平，气清，调肝亦升胃气，除热化瘀，散疮疹不快。

百合　甘苦，性平，润肺清热，亦收金气，破理虚热咳逆之便结。

乌梅　酸涩温平，敛液定渴，治久嗽久利，治喉痹，伏蛔虫，合[illegible]叶[illegible]时气，疟疾之汗，烧研化腐努肉，皆敛液而使归腠理也。

犀角　苦辛而甘，性寒，气浮，清阳明之热、肝心之火，解疫毒、癍疹、血病。气浮性走，发热结之汗。

○[illegible]

○[illegible]

○百合 [illegible]

○[illegible]

[illegible]

○羚角　味鹹性寒氣浮善走清肝胆風熱之定驚癇安魂魄

○蟬退　微甘鹹氣清療風熱之癥痙驚煩及皮膚搔痒目翳不脫

○全蝎　甘辛性利治肝胆痰熱風氣亦療痎瘧瘡瘍

牛黃　味辛性寒功敵犀羚而勝之其香通關竅涼抑風痰

珍珠　微甘鹹氣清安魂魄定驚悸熱點目翳瘡疔亦有奇功

琥珀　甘淡氣靈功勝茯苓茯神故化瘀通淋利痰清心

○疏利諸品

○香附　苦辛氣味俱厚子可升可降理肝脾肺氣滯積遜木香故開鬱除寒

理婦人經產一切滯痞酒炒則升醋炒則降產婦者不宜

○半夏　辛苦氣燥質滑能利氣豁痰開鬱定嘔和胃之陰陽

菖蒲　苦辛氣濁散滯利竅治中惡癥癎謂其通竅則可開心益智非所不能也

益智　辛溫氣平調氣辟寒暖胃溫腎治遺溺溲多功非補損

○遠志　辛苦微溫性浮氣升可使腎氣上交於心同補品舉陷非養心之品

○南星　苦辛溫烈之苦理風痰亦攻積消痞外敷瘡毒折傷

桂香沉香　辛溫芳香桂行中上沉且善下理氣消寒非爲補品

○蔓荊子　微苦辛氣清善升治上焦風氣頭目不清

○○苦楝子　苦寒入肝清熱舒筋散利小便治熱厥腹痛疝氣熱痛傷寒熱狂等症

○神曲　甘辛微溫利氣消食治霍亂脹悶酒順理閃挫腰痛調胃下氣也

○大麥芽　甘溫善鹹而性消故寬腸消食亦下乳催生

○山查　甘酸氣平收肝行胃故化瘀通積治產後肉痛亦發越瘡結

○天麻　甘辛氣平治風濕通脈絡理梢本之辛溫散達之劑

○三七　甘溫氣平宣化調停理血分一切病症故可散可止而不峻烈

○紅花　辛苦微涼入血通滯治經產瘀痛少用活血重用行血

豨薟　苦辛性烈治破傷風病癰腫多次性和力緩理風濕痺病甚效

益母草　苦辛氣平入血行滯血散肝而不益陰何以生新其子微甘性和

[illegible]

[illegible]

○[illegible]

○[illegible]

○[illegible]

○[illegible]

○[illegible]

○[illegible]

○[illegible]

○[illegible]

[illegible]

○[illegible]

[illegible]

[illegible]

[illegible]

○[illegible]

[illegible]

○[illegible]

○[illegible]

[illegible]

[illegible]

[illegible]

○[illegible]

○[illegible]

○[illegible]

海螵蛸 鹹温微濇理血滞而收脱故治崩帶腰痛血燥不足同雞子黄塗小兒重舌同蒲黄撲舌腫同槐花吹鼻衄同麝香吹耳聾

## 濇

○僵蠶 甘鹹氣平清而善化治内外一切風熱痰結之病

虎骨 辛鹹氣平理風病拘攣驚痫鬼疰与補益疏散之品不同

赭石 甘淡性平鎮肝定驚降氣除痰雖非利藥虛者不宜

礬石 酸濇性凉祛熱痰治喉痺塗疥癬

○滑石 甘淡寒滑利竅去濕清暑熱通小便亦能發汗

○~~澤瀉 甘淡微鹹寒入膀胱利水[illegible]~~

○○土茯苓 甘淡入陽明去脾濕行營衛故治楊梅瘡

○車前子 甘淡寒滑利便催生不損津液故治淋閉

瓜蒂 苦寒性急服之不吐則利治胃中痰熱皮間水氣嗅鼻瀉頭中濕邪

癩蝦蟆 具土氣之精含酥化毒治鼓脹疳勞以桃酒煮服除癩瘡毒

破傷風之汗生搗汁服治濕熱内結不得汗者

## ○固濇諸品

○五味子 味備多酸性温氣飲攝肺腎止虛汗欬渴遗泄氣逆打碎煎之

其辛在核則温補下元

○罌粟殼 甘濇之氣平上可固肺下可固腸治久嗽久利

○百藥煎 酸濇而甘以五倍子釀造而成性和氣平治火痰耗液消渴

欬嗽咽痛遺泄能收下脱

○椿根皮 甘苦而濇有斷下之功治崩漏遺泄下脱不固諸症

○木瓜 酸濇微甘入肝脾肺經氣脱能收氣滞能和故舒筋治霍亂脹滿

蓮花蕊 苦而性濇收心脾腎三經之氣專主清精止遺

○肉豆蔻 辛温質潤氣香性收入脾胃去寒固脱治霍亂吐瀉復能化滞

消積以其香潤而下達也

○龍骨 甘鹹而濇收肝腎遺精自汗崩帶亦寧神定驚安魂却夢

○[illegible]

○[illegible]

○[illegible]

○[illegible]

○[illegible]

○[illegible]

○[illegible]

○[illegible]

[illegible]

○[illegible]

○[illegible]

[illegible]

○牡蠣　鹹平而濇，理虛耗，欬（瘵）自汗，亦軟脇堅，消癥瘕，治喉痺。

赤石脂　甘濇重鎮而粘着，故達下收濇（濕）固腸，外斂瘡膿，亦能推血脹胞衣，使産後收速，便之即下，故氣虛難瀉者藉此用之，反覺下重。

禹餘粮　甘寒（塞）微辛濇，療帶下癥瘕，大腹結痛，骨節作痛，以其重鎮虛脫也。治欬瀉，勞泄下焦不固，其重而濇脫也，服之可益力，亦因腎堅骨之能也。

蓮子　甘澀濇，脾止瀉，腎遺精，崩帶，其心則寒而濇，但治心熱，産後血渴。

柿蒂　苦溫而降，味澀而止，故治呃逆。柿則甘濇，能止欬血也。

夫天地以中和之氣化育萬物，其昆虫草木有各具偏氣而為藥品者，皆可以補偏救弊，使陰陽歸于中和也。藥性之升降開闔、溫涼補瀉不過（適）藉乃轉機，在用之者善為措施，雖沉痾危疾必需重品，用有不善，反（致）失中和而反致受其害。如仲師為醫方之祖，後人用其麻桂硝黄，每有錯誤而尚能中而有當；至用其大戟、甘遂、水蛭、䗪虫，則必傷人。今特之辛用礞石、牽牛、三稜、莪蒁等藥者，未嘗見有其害而合適者也。豈其藥之不可用乎？凡醫不能用之耳。但見本草載諸霸藥皆稱其救捷功奇，及人遂貪而用之，因而遠限致事也矣。故此卷于古方鮮用者不載，今人難用者不載，常品平淡試之寡效者不載，所載皆醫習知習見而不必易得之藥一百餘種，而升降開合、溫涼補瀉之用已備矣。學者果于通品詳究，明其功用，擬劑而有餘者，惟能于平易之中得奏殊功，乃為善于用藥之醫也。天下至堅之物人能破之，至重之物人能舉之，只在用法之巧而不在徒逞其猛也。施以力也，蓋藥之治病，遠限何為？且有立異名奇、自誇其偉能者，皆鄙醫謀心險之輩，不足以言仁術也哉。（未術嶮者傳果唯中毒者皆庸草欺人）

# 治驗隨錄

治一人瘧疾灼熱。用葱白三寸。淡豉一勺。煎湯調益元散三錢。少頃汗出。熱退大半。仍熱口渴。又用益元散三錢。加冰片三厘。温水調下。全瘥。

治一人寒結小便不利。用小茴香二錢。煎湯調益元散五錢。服之即通。

治一人蝦蟆瘟。內服清毒飲。外以蚯蚓糞三錢。搗柏葉。加水搾汁。塗之清。

治一瘧病誤藥。狂躁結胸。始用苦參一兩。醋煎至一中。服之吐汗而安。

治一小兒瘧熱下痢。用松花一錢。蒼朮一錢。煎湯調服二次。痊。

治一人瘧初起。用柴胡知母各二錢。青皮陳皮半夏各一錢。煎露一宿服瘥。

治一產人瘧。用人參生牛膝各一錢。煎服二次。痊。

治一人因寒濕腿疼。用葱姜艾。搗爛布包。蘸燒酒擦之。瘥。

治一人半身不遂。其形狀尚好。用人參一錢。煎湯調威靈仙末五分。空心服數日。覺輕快。繼以調和氣血藥。養之而痊。

治一人小便不禁。服補劑未除。用益智仁烏藥等分。醋糊丸。每臥時鹽湯下二錢。三次痊。

治一人小便不通。服田雞膽數個。調硃砂為丸。芡子大。二丸而通。

治一人濕淋痛。用生地八味加冬葵子石韋車前牛膝而愈。後微見淋。又用生白果十個。新地骨皮一兩。煎服而痊。

治一人莖腫內痛。用黃柏汁對豬膽汁塗之。用韭菜白蠟末搗塗

汁空心服一盞愈

治一老人淋以松樹枝煮雞蛋空心食每飲汁三次愈

治一婦白帶不喜服藥用丹參半斤白酒三斤並泡飲之半月痊

其素有血塊常作痛用瓦楞子蛤殼燒存醋糊丸酒下三錢久亦痊

治一人下疳陰頭蝕爛酋日記一方治之損去其先以乳香後葉內嫩後搽藥能生全即令以蔥艾椒湯燻洗後拭干搽藥而痊用黑鉛五錢化開入汞二錢末研不見星寒水石三錢輕粉二錢硼砂一錢共研極細搽之

治一小兒鼻衄搗白蘿卜涼水調石子塗頂上及鼻梁立時止

治一人偶患心胃疼用百草霜一錢燒酒合蜂蜜調服立好

治一人勞力後腸熱逆反胃視之令別放用柿餅連蒂搗爛黃酒送下空心勿雜他物食之不吐三次後飲食亦不吐

治一人齒衄血不止乃腎虛虛火用人參錢麥冬茯苓各二錢煎飲二次止

又治大齒血屬熱者以羌活防風大黃煎湯漱之即止

治婦血崩久未除用杜仲燒末酒下三錢大效

治產後淋用四物加白蘚皮荊芥立淋後一劑愈

治人水腫腹脹用二术澤瀉麥芽蘿卜子各五錢飲三劑而痊

治久右脅下引腹有瘀常硬痛用豬連貼七個元明粉七錢搽晾三日

蒸熟，加红蓼花子七分为末，捣合为丸，每服三分，白汤下，数日愈。

治人发背初起，用何首乌、漏芦、金银花三分，防风、甘草二分，茄蒂五个，煎服，少退，又一服竟消。又制瘰疬丸，用瘰疬一两，白及两半，麝二分，先化丸，次入膏，再入麝，捣均，入糯米末和雄黄末、甲下为丸，梧子大，每外疮服之良。

又制清凉膏，用麦粉子，即作面筋粉，今用浆衣者，取陈久者，以铜锅炒成糊，待炒干黑，以醋熬成膏，用纸摊，剪一孔，贴一切肿毒，即止热痛。

治未破瘰疬，用山茨菇、白蒺藜、荞草、紫地丁、黄地丁为末，等分，米醋调搽，日渐消退。又治已破者，捣芝麻，加白及二分，银珠二分，共研极烂，患口洗后搽之，三日换，三次而痊。

治一人膝疮初起，用柿饼加片，以普罗茶泡之，蒸透，贴上，七日不动，二次而愈。

治一人盗汗，服收心固表药不除，用桑叶一两为粗末，包湿麸子，炒赤色，去麸，加浮麦一勺，作二次煎服即愈。

治阴虚怯症，早用保元汤加归茸，晚服八味丸而愈。又阴虚怯症兼遗精，用六味加五味子、鱼胶，又加服虎潜丸而愈。（地归白芍、龟膝、牡板、知柏、陈羊）

治一中虚吐血者，用黄芪建中汤加当归。一人属阴虚，加丹皮。

治一阴虚人外感发热，用小柴胡加丹皮而愈。

治一气虚滞胀满，用金匮诃黎勒丸，以六君子汤送之愈。又一人少

腹脹滿，用春澤湯愈。人參五苓

治一人胃寒吐，用桂枝干姜甘草姜棗之服愈。一人大嘔寒痛，用大建中湯愈。參半　姜

又治一人胃寒嘔而便閉，用半夏生姜大黃之服愈。一人嘔酸，以金匱橘皮竹茹湯參、甘、橘、茹、姜、棗送左金丸愈。

治人似反胃，用利膈湯參、半夏、甘、桔、荊、防、薄服三劑安。

治人肺熱咳嗽，用萎蕤湯玉竹、薇、膏、葛、甘、羌、防、杏、芎熱退咳安。一人虛熱外感咳，用葱三寸豉一撮，犀角丹皮參二錢之服愈。一人失血，生犀角加童便而安。

治痰厥頭痛眩運，用白术半夏天麻生姜之服愈。又一人血虛晚頭痛連目角，用四物加細辛藁本芽茶之服愈。

治人虛寒少腹痛，用當歸四逆湯愈。歸、細、通、桂、萸、芍、甘、姜、棗　一人痰熱腹痛喜涼，用芍藥甘草括蔞半夏服愈。

治人肝脾寒而胸滿吐血有塊，用伏龍肝、炮姜、參、术、柏、艾、糖、石之服一劑少止，二劑愈。

治人痰泄不快，用二陳湯合香薷飲之服愈。又一人中虛泄利，用理中湯加紫石英、赤石脂之服愈。

治婦經暴下，用四物加凌霄花一劑止。

治一婦產後如顛，用四物加青黛、清肝而愈。

治一人热疟，用人参白虎加桂枝愈。又一人热多，以小柴胡加鳖甲、牛膝，服三剂而安。

治一痢疟，用黄芩炒黄连、人参、甘草、葛根、黄连、滑石、乌梅、红曲、枳壳一剂，气不滞，去枳壳，又二剂愈。又治一血痢，去姜炒连、槐炒枳、升麻、参、甘草、查、陈皮，二剂愈。又治一禁口痢，用人参、黄连、升麻，二剂愈。

治缠喉风症，急用醋调元明粉漱之，稍开，用甘桔汤贝母剂、荆芥、薄荷，治愈。又一人痰壅喉小，用人参陈皮汤，势不大减，用姜附半夏甘桔汤服愈。

治肾经闭，半载而弱，用下瘀汤为丸，（桃黄）（虚）以归脾汤送之，经通。

治产后败血作喘而无胸痛，用人参一两、苏木二两，煎汤入元明粉调服而安。治一感冒，用香薷饮加荆、葱、豉，一剂安。

治产后下利，腰血甚热而肺虚，用伏龙肝炒黑、查炒、桔梗炒、焦术，（以姜）去垢，加姜、查，煎服愈。又治一利，用连理汤（理中汤、黄连）而愈。

治一血膈症，初时食即胸痛而利，及不阻塞，后吐瘀血，水不下，用韭汁、黄，治频呷，得通，用理中汤加枳炭（查炭）、桃仁，润肠汤下，又用牛乳调石钟乳末，服而能食。

治一人面肿痰壅、气痛心烦、脉气力乏，用理中汤加黄芪、附子俱炒、生枣仁、竹叶一剂而安。

肝嘘目瞪，心呵叉项，肺呬擎手，肾吹抱膝，脾呼撮口，三焦嘻。

# 後序

余棘闈屢負，束裝南遊，因家貧親老，無以爲養，載筆營生，欲謀爲納粟之微名也。嘗居於州縣署中，見所居佐貳之屈節卑躬，心甚恥之，以爲不從科甲之佐雜微員，尤爲俗吏中之可鄙者也。功名之念，於是乎冰釋，因歸而就食於醫。奉軒岐之道以濟生民，清高之流也，乃庸俗諸輩自賤自輕，而腹無實學，亦復爲人所輕，即有一二高明，亦爲衆所累，孰有卓識而能辨賢否哉！嗟夫，寒士時蹇，欲自全者，惟有閉門守困，名利場上未可以置足者也。因自聯摯同曰志，惟明聖道，行不合時宜，日與二三同志討論經學，濟世寸心，未得輸者三十年矣。向著《易簡心悟》二書，已付梓人，今取而增刪裁酌，復著爲《傷寒雜病論纂註》及《闡微論》十二卷，仲師之法，庶幾發明，而於初學入道之門有所取法焉。書成，口占長律，附錄於左：

術祖炎黃意體天，勤尋聖集已多年。常從周易通醫奧，每向毛詩識藥玄。道以說繁岐大路，經因註謬晦真傳。敢辭不敏推仁任，勉輯成書待後賢。

著作沽名代有之，詖辭鄙見意存私。悟真高士心無相，載道經書語亦奇。莫議誇言失正義，休貪捷徑談玄機。疏方一命懸醫手，不比修文與賦詩。

壯歲蹉跎已白鬚，談經惟有二三徒。學因異衆言難合，法不同群道自孤。世鮮金丹接性命，人無卓識別賢愚。書成幸了爲醫事，好覓山莊作隱夫。

北平培因子又書

老來悟道數居諸，水不尋源見派殊。勤訪明師當日讀，廣羅雜書時述病機。闡發軒岐旨，方法精詳張聖書。有志後賢求入道，當從此下功夫。

僅有四經醫妙訣，求通從此下工夫。

以上凡四十八字

[illegible]書[illegible]章[illegible]事[illegible]成山[illegible]大

[illegible]令[illegible]不同[illegible]道白[illegible]全[illegible]命入無章

[illegible]己白[illegible]有[illegible]因果[illegible]言

[illegible]一今[illegible]文[illegible]詩

[illegible]書[illegible]有[illegible]心無[illegible]

[illegible]有[illegible]書[illegible]

[illegible]天[illegible]

[illegible]

跋

嘗聞達天地人之謂儒，達天地人之謂醫。儒不達醫，固不失其為儒；醫不通儒，則不可以為醫。儒讀孔孟之書，但供時藝之用，已失為真儒矣；醫習軒岐之術，不達性命之旨，尚能為明醫乎？吾師鑑菴先生，真儒而明醫者也，心知易理，旁通於金剛宗鏡道德，深悉靈素，洞徹夫金匱玉函，不厭求學，常年手弗釋卷，不倦為誨，終日語弗辭煩，予得以茅塞頓開，領悉夫軒岐奧旨。宮墻既入，窺見於仲師之真機微，自讀傷寒雜病論，而知淵源道統，是屬於吾師也。是以敬請合闡微保赤諸論，併附棗梨，可為將來之法則，以作醫學之津梁，惟願刊行之後，人知遵循，經學既明，世醫可免庸劣，方法既備，生民永無誤殤，庶幾仲師之仁術可廣沛於無涯也夫。

受業嚴紹宗文和敬跋

跋

原夫醫學傳自炎黃，醫經列於墳典，侍君父而
濟蒼生，其事甚重，窺造化以察陰陽，其学甚難，
古聖人救民之後，即以繼之，非禮樂兵刑之可以或先
者也。予知醫道之貴，而樂習軒岐之書，每因義奧
文深，不得甚解，求之傳箋，金匱亦復義多難索，及
奉教於吾師鑒翁夫子，捧讀手著之書，而聆訓誨
之語，始知四經，如日月麗天，無微不照，特為歷代
得其傳者，過子孟叔微而本事方外，別
註家雲翳以晦之耳。晉後諸賢，書多不測，僞纂
無留書，喻嘉言尚論二經，識見超邁前人，惜有武斷之處，有失經旨，未
全集之輿者，况凡庸諸輩也哉，無怪舉世皆欺人
可為善書也
之醫蘭矣。吾夫子闡二十年之勤功，纂註聖集，叙帙并
使讀者瞭然
然釋方明悉，吾輩一閱而已見仲師之堂奧矣，何其

九九賦

嘗思神農本經傳藥法周天之度，玉函金匱括品於僉
陽之金。欲明傷寒百十三方，先考仲師八十一藥。桂枝溫行
經絡而調和營衛；芍藥寒斂，清血脈以安營。肝脾甘草
緩中，和五內而解毒；瀉火生薑疏散，通表氣以行水除
寒。大棗潤補，惟痞滿所忌；飴糖資助，乃虛燥所宜。麻黃
開肺鬱而疏宣之府，發汗通飲散飲；杏仁泄肺滯以降痰逆，喘定
欬除。厚朴溫中散滿以，因而除濕利膈；枳實破氣而消積，且兼化
痞通凝。石膏清胃以及肺，善退肌熱；知母滋金以及水，能定
渴煩。人參輔正，贊內外以成功；粳米調中，助金土而益液。茯
苓勝胃濕，強脾安腎；豬苓滲胃飲，通利膀胱。白朮燥中
宮之氣，使土健而津液自長；澤瀉利水道之濕，使腎安而清氣自
升。黃連鎮火邪，止驚煩瀉利；黃芩除濕熱，理欬嘔火煩。
半夏調胃消痰，以定嘔利；乾薑溫中化飲，以祛寒濕。細
辛自下以疏寒濕之鬱；葛根從中而宣火氣之凝。五味斂
肺腎以和；辛散以成功。升麻解諸毒，亦升清陽以達表；柴
胡行半表半裏，使陰陽和解。連翹理大經小絡，使熱結宣
通；梔子清膈上火，治懊憹煩熱。豆豉疏膈悶，療嘔逆頭疼；花
粉理燥火之傷津；括蔞滌痰熱之胸滿。貝母解鬱以清肺
熱；桔梗開提而理咽傷。當歸辛滑溫潤血脈而調其氣滯；
通草淡滲，升降清氣以化其濕濁。麥門冬清胃使心肺熱去；
生地黃滋腎陰而滋陰，使肝脾血調。阿膠滋補以達下；麻仁潤滑而通
腸。赤小豆利濕清熱；甜瓜蒂消水涌痰。附子味辛，生散內寒而
熱，助回陽氣；茱萸更氣烈，既可溫內而引熱下行；蔥白通陽而

散寒葵以滑腸而下滯，茵陳最散濕熱，竹葉能清火煩，天
冬清肺胃而益水臟，黄柏勝濕熱以堅下焦，大黄降陰通腸
胃之熱結，芒硝化硬行瘀滯之燥凝，烏梅伏蛔而斂肝液，桃
仁潤血以行腸瘀，大戟以升散行水，芫花用疏利攻濕，甘遂由
達水所至之熱，破寒積，水蛭攻瘀而下利，虻虫化血以毒搜龍
骨固陰脱，斂止虚汗，牡蠣斂陰耗，又軟脇堅，蜀漆散熱以達
經，以截濕下而燥内，白頭翁清（調）肝腸之熱（熱結），而秦皮收厥陰之火
旋覆花下氣而行水，清瘀代赭石平肝而定驚止逆，赤石脂
澀腸固下，禹餘糧寒斂收脱，滑石利竅而清熱，鉛丹墜痰
以敗毒，文蛤止渴且益于肺，萎蕤降風亦和于脾，糯米留著止
利，清酒宣導行經，赤小豆成，故解毒而清燥，醋名苦酒能斂熱
以收濕，雞屬巽風，卵清潤肺而黄可滋腎，豬是亥水，膚皮清燥
而膽尤寒滑，蜂蜜甘平，和中而潤燥，人尿鹹冷，降火以下行，土
瓜根寒滑可以為導，皂角末辛利助蜜為通。藥賦讀竟，
自然羣方易化，症歌既悉，便是眾法歸宗。

## 選良賦 百味

聞之疏（布）方如陣，陣之嚴全憑紀律，用藥如兵，兵之精何須眾多。
九之賦中載品悉傷寒之藥，選良賦内再備雜病（百草雜病）之需。人參扶
陽氣於中宮，升肺而潤于百脈，沙參益陰氣于臟（肺），佐清肝而緩
其燥急，黄耆補脾充三焦以温肌肉，蒼朮強胃開痰鬱而
利濕邪，茯苓清濕熱，故理陽明太陰，山藥滋脾肺乃固腸胃
遺失，茯神寧抱根之靈，乃益心氣，兔絲凝正陽之氣，故理
勞傷，地黄純陰，生濟火而熱滋肝腎，枸杞子補下益液而
上定虚風，首烏養三陰，功尤益未，杜仲滋下，部力亦收脱

棗仁斂潤補肝而心脾得養，柏子甘香悅土而心腎亦崇，龜板鎮腎陰以退勞熱，鱉甲清肝火以化堅凝，白薇抑衝任而平血厥，百合潤百脈以肅肺金，地榆酸斂陰而寒以固下，柏葉清揮血而辛以疏風，木瓜斂木而使離於土，故節舒氣順；訶子收肺而使降于腸，故嗽止膽清，肉桂益真陽而溫血脈，誰云引火；丁香暖中土以溫腎藏，可以治脘，沉香啟陽而溫下，木香升降以調中，鹿茸補下元之燥烈之敵，羊肉滋津液有溫補之能，艾葉氣香性熱，能走諸經，續斷氣辛性溫，可調血脈，川芎散鬱行上下以疏血滯，山萸固正九竅自然宣通，遠志疏腎氣以交心，菖蒲開膈鬱而利氣，砂仁理脾胃以宣化，豆蔻快肺胃而溫行，肉蔻止利因清冷積以安中，草果除瘧，益疏惡氣以調內，南星利風痰，過于半夏，枳殼泄高滯，浮于大黃，葶藶瀉中之花肺，防己散飲之在陰，以萆薢利濕分清，因止遺泄，車前子通陰利便，不虛燥陰津，鮮皮性平，可理產後之風濕，五加補益，可理風濕之五緩，丹參調營，不比丹皮之瀉心熱，枳殼開氣，豈類枳實之攻胃堅，羌活散在表之遊風，獨活則逐其伏匿，荊芥宣血分之凝滯，防風但解乎風濕，牛膝下行而亦補血，桔梗相左前胡，內疏而善降痰，柴胡不同荊葉敵生陽于脾胃，薄荷清風熱于肺肝，鈎藤清而疏，定抽搐眩暈，天麻溫而利，理風痛痰迷，胡連徹有苦寒，故治骨蒸而益退瘠熱，元參不甚鹹冷，因清下熱而浮氣自平，滑石淡利，通熱濕之結，香薷溫散，解暑濕之凝，紫菀潤金平木，溫降甚緩，桑皮瀉肺行水，寒抑不急，竹茹理絡痰，可代竹瀝，女[illegible]茶宣肝滯，和于木賊，清虛如馬勃，不敵牛蒡之消腫，利濕寒降，如葦蘆根，非同茅根之運清滯，青蒿啟清氣于肝膽，藿香解惡

氣于陽明，神麯消食，麥芽並助胃以宣化，山查逐膩，肫皮又消
滯于小腸，延胡索通滯而理諸痛，稻穀芽宣胃以清中宮，蛇退解驚風，熱蟬脫
蟬退清瘧，善消疹翳而化翳，疹僵蠶、僵蠶腐以疏風痰，犀角清胃以解毒
火，羚角清肝而舒筋，紫西水楊柳辛涼發疹，不是三椿伏龍
肝溫胃固腸，中……出煤竈，藥品各有功用，此特括其大端，逐味
追求，不必貪多妄取，明醫自效，切莫索隱欺人。

〇〇〇

白蔻辛溫，通陽明而達表，……青心肺以除煩躁，
草決寒而鎮肝火，……天仙藤勝溼，
以宣氣血，使君子調瘧滯而殺蟲邪，兜鈴降熱下乳，
仲化毒而清斑，川楝子瀉肝熱以舒筋，補骨脂暖腎，
而止瀉，金鈴平肝行結，故驚痛可定，……鹿角疏經通絡，
扶……可……故散熱達膿，……菊花合金水以祛遊風。

## 草部正品功用

一百味

**黃耆** 甘溫，扶脾胃之正氣，以充暢三焦，是其功用。
補中為之長，故稱耆；黃言其色也。蓋甘以守中，溫而固氣，因扶胃氣，故溫肌肉，實腠理，托瘡
膿，斂創口，自中分布，以充三焦，收陽虛肌熱，自汗，振衛虛
表汗不行，生用氣清而行，炙用味純而守，非生者必達表也。
中虛有濕，投則滯氣，故生滿；畏防風者，激其和緩之性也。
古方以黃耆一味治小便不通，加茯苓調裏虛白濁，合當歸
補血脫，內燥其充貫陽氣之用，槩可知矣。

**甘草** 純甘緩中，益氣，是其功用。藥中純甘之品也。
生用氣平，能緩五內氣急，生熱，故解諸毒；炙用氣溫，能
和中益土，調脾胃，助津液，協和五味，使之不爭，稍能下達，緩
急故止莖中掣痛；反大戟、芫花、甘遂、海藻者，掣肘其行水

之勢力而使之自釋於中也

古方以甘草一味治少陰咽痛其緩急厚土以抑水邪也加花粉止瘧渴加黑豆敗諸毒其扶正勝邪之功可知矣

人參　甘溫（微苦）大補（肺）胃陽氣以充達百脈是其功用

（參者參也其補益于人有參贊之功也）

蓋肺朝百脈胃統諸經人參以甘溫微苦陽中涵陰益氣化津又胃達肺而可充諸經者也故補氣竄通血脈能治虛勞欬喘渴嘔浮熱自汗中風中暑久患瘧痢脹滿積聚其蘆純苦善涌可吐虛痰故肺熱得人參則氣壅而熱增也

古方以人參並沉井中冷服以治傷寒時疫壞症是其回陰陽而解邪結之功也加藿木定產後痢喘加靈脂通婦人停經豈但徒為補（壅）益而已哉

沙參　甘苦微寒清輕而益肺陰是其功用

（此白參也生于沙地故名）

蓋沙參甘苦清香色白體輕故益肺陰金清氣和則肝木有制且甘寒亦緩肝經燥急故又養肝反黎蘆者以助其寒涌之力也

古方以沙參一味酒煎治疝暴痛其緩肝和陰之功可知矣

丹參　苦辛微降入胃調營而翼血流行是功用故調

（丹為赤色此紅參也）

蓋色赤氣平主調于血故利脈通經使宿血去而新血自生生胎安而死胎即下營與衛和勞熱痛風崩帶瘡疥諸症可除也

反黎蘆者升降相倍也畏鹽者促其降性也

古方以酒並丹參理婦人血滯且治疝疼是其降疏之功也（合白芷醋浸豬脂熬膏塗乳瘡）

玄參　苦鹹微寒清下焦之燥熱而止其逆氣是其功用

（玄為黑色此黑參也）

蓋（其微）鹹寒下清則陰火不逆（而胸中氤氳之氣以清）故咽痛骨蒸癆熱可清非此黃柏大苦沉陰故清肝胃脈絡以化瘰癧之結若誤認為壯水制火重

施而致腰痛滑瀉者有之更青黃者溫補之品皆其所惡亦與升性之藜芦相反也

古方用之塗瘰癧鼻瘡取其鹹寒以耎熱結也

白术 甘苦性溫燥濕利氣是其功用（其枝根象篆文术字故名）

蓋甘以補脾苦以燥胃溫以利氣故治痰水健脾氣使津液化生而嘔止癥化胎安氣運濕除瀉止泄通

內經加鹿御澤瀉治酒風漏汗除濕之功也古方單用理溼痛水腫其扶土行濕可知矣

蒼术 甘辛氣烈勝濕而疏利惡氣是其功用（此术之色蒼者也故）

蓋氣味迅烈於白术且能升陽發汗故解痰食濕氣諸鬱

古方製造用之健中開鬱有殊功效藥皆兼烈性也

石斛 甘淡鹹平清虛熱以安胃氣是其功用（蓋入之胃故以斛名生石隙者也）

蓋鹹平以鎮虛熱則胃安液損無所耗損故治自汗發熱蒸遺餘瀝及風痺等症所謂補益者乃言其成功也緩收藏則必矣畏僵蠶者用相左也

古方加川芎搐鼻起倒睫蓋於清脾之中疏其風氣也

遠志 辛苦氣溫散下焦鬱結使腎氣上達是其功用（使腎志而上交于心故名也）

蓋溫散之氣苦降辛升自下而上故腎之志鬱可使以遠也治奔豚遺精驚悸善忘使耳目竅利皆心腎上下交也

古方酒煎服治癰疽是其散結豈其補（木鬱瘡瘍能清能斂合）茯苓服以通腎氣豈心哉

石菖蒲 辛苦芳香寬中利膈是其功用（蒲水草之名生石隙而昌盛者也故）

蓋味辛苦可上下氣芳香可宣通故治風濕結痰九竅不利蟲痢禁口使噎鬱豁然心膈以寧謂補肝益心而昧者妄用之矣

忌飴糖羊肉者緩急補瀉之相左也

牛膝 苦酸 性降 生者氣平 利結熱 則氣血填虛 是其功用

（其功能健下 故名）

蓋苦降酸收 味走肝腎 故生性則理腰膝淋痛及癥蟲痛咽痛 熱後不理腰膝骨痛攣委失溺及久瘧痢病 又取其能下而可堅可揮也 謂引諸藥下行 亦甚言之矣

古方酒煮生者通經（利溲結痛） 熱配杜仲補肝 配茯苓補腎 功可知矣（生搗塗瘡其）

（一方牛膝根出竹木刺 又方生栗子出竹木刺 象牙末出竹木刺）

甘菊花 味兼甘苦 金水之精 平木以清風熱 是其功用

（菊花之味甘者也其）

蓋華當九月 金水之交 甘苦氣清 故治肝風眩運 遊痺目翳 上焦風熱諸症

古方合枸杞以潤補腎水 助其甘而藉其清 故益於肝也

五味子 味備多酸 秉裏氣而助肺滋腎 是其功用

（其肉酸 皮甘 核辛 仁苦 俱帶鹹味也）

蓋肺主秋而司斂 腎主冬而司藏 二臟皆宜於收 於五味多酸之品 故歛汗固精 止瀉定喘 生津使肺順腎安 則小便利而水腫自消也

古方配阿膠潤以定喘 配半夏利以收涎 配吳茱萸溫以固腎 其功可知矣

天門冬 苦寒微甘 滋肺胃而平火邪 是其功用

（隆冬不凋 天言其大也 此藥）

蓋苦寒清胃火 甘潤滋肺金 而腎水得生 則益於腎 非其有補益之能也 故治肺熱癰委 膚燥便結 理痰嗽 嗌乾喘渴 皆平燥熱也 酒製可以施之補陰 不然反傷中也 畏鯉魚者 助寒利之性也 今人肆用於虛燥之人 取其潤也 而不知其苦寒損陽氣矣

麥門冬 甘微苦寒 滋肺胃以清熱耗 是其功用

（麥言其形似麥穗也）

蓋胃清氣平 則心肺以寧 津生脈續 而煩退熱解 定熱喉止火血 清滋之力也 畏苦參 青箱 助其寒瀉故也

古方合以人參五味 則以補肺生脈 其功可知矣

款冬花 辛溫而潤 理肺氣而滋金藏 是其功用

盖辛温去寒，辛润理燥，使氣中和，故虚實皆宜。在人用之治欬逆喘渴，驚烦喉痺，痿癖等症。畏黄耆者，制其辛利之用也。畏麻黄、辛夷者，亂其滋润之性也。畏連翹、青葙者，敗其温養之功也。

紫菀 辛苦温润而微降，润肺藏寒熱之結，是其功用。菀者柔也，其色紫，為紫菀。

盖辛润能開，苦温亦降，故理欬逆喘渴，治喉痺而清虚熱痰涎。金润則木平，又治小兒驚癎，並二便不利。畏茵陳者，亂其中和之用也。性

古方合款冬、烏梅、甘草理久欬；加百部、薑、梅、益湯。合白前、半夏、大戟，治水喘，水腫通洩結濕血，則其辛润苦降之功可知矣。

旋覆花 鹹苦氣温，性降，抑肺氣以消痰結，是其功用。其形本下垂，而功亦司降，故名其。

盖鹹苦之用，軟堅降濁，自胃達腸，故肺氣自降，故止噫逆，消痰結，行水腫，利二便，清頭目。

古方加半夏、赭石，可抑痰噫；加葱白、紅花，可理陰陽，其利滞下行之功可見矣。

桔梗 苦辛而平，開提肺氣，是其功用。其功能解咽結而去喉哽，故名。

盖辛平氣升，故開提肺腸於上，理咽喉口齿頭目，諸鬱時并理，下利腹疼，腸不通調，表裏之為治也。

古方單用治咽喉結痛，合枳殼洩胸滿，合犀角止鼻衄，皆用於上也。

半夏 味辛氣温，質滑性燥，調和胃氣，以豁痰涎，是其功用。此藥當夏之半而生也，其

盖辛以疏湿，以化滑可去著，燥可勝湿，故調胃止逆，定煩嘔，開鬱痰，治眩厥瘿瘤，亦和胃陰陽，以除寒熱。畏秦皮、龜甲者，滞其陽性也；反烏頭者，濟燥而使暴烈也。

古方合秫米而以湧水益之，治陽蹻脈盛不眠，其化涎利結之功可知矣。

[illegible]

古大合抱木[illegible]

[illegible]

天南星 辛苦温燥，疏風勝濕，通結利痰，是其功用。天言其大，南言其性温，星言其形圓也。盖辛能散，苦能降，性温質燥，則疏風痰，治強梁不驚癇、癥瘕寒結。以牛膽製成，解其燥烈，可益肝膽。畏附子、乾薑者，相助而增燥烈也。古方配永丹，合僵蚕治喉痹，治口禁不能語，涎痰流結，皆取其疏也。

貝母 辛苦微寒，利上焦鬱熱而使之降行，是其功用。其根如貝子而生，二不離，故名。盖辛疏苦降，寒可平熱，故治心肺煩熱、欬嗽、痰癰、血逆，化痰、通乳、療淋，乃開結降行之力也。亦理婦人鬱氣，詩採卷耳是也。古方以酸漿服之，可以止吸收而降熱也。合白芷治便毒，從陽明而潤於大腸之表也。餘可知矣。

括蔞仁 甘寒而潤，滌痰降熱，是其功用。其形如懸，括之簍也。盖寒潤滑利，故滌痰涎，治結胸、乳閉、咽痛、便結。其甘寒而滌蕩中宮，故又治黃疸、熱痢。畏牛膝、乾漆者，攻降恐迅也。古方用治小兒疸，合蛤粉定痰嗽，合杏仁、烏梅治咯血，其降逆之功可知矣。

天花粉 甘酸微苦，清肺氣、胃，以滌燥熱，是其功用。其色白而寒，比之于雪也。盖甘潤滌胃燥，清苦肅肺金，酸以益津，故止渴、利便、治疸、除煩，生搗能定時疫熱狂。古方合人參、麥冬止消渴，單用酒服治小兒卵腫疝痛，洒服治黃疸，蜜服。盖清金以利水道，制肝熱也。

夏枯草 辛苦微温，散陰結而緩肝火，是其功用。盖其生於一陽，枯於一陰，性禀純陽，故破陰結。然味苦，又清肝火，故治瘿瘰、濕痺及肝火鬱陰目珠夜痛。古方治目痛合香附、甘草，治瘰癧合香附、貝母，皆藉其破結也。

海藻 鹹寒，軟堅瀉熱，以清痰水，是其功用。

盖鹹（生海中如苔而文者也）能軟坚，故可下降，故治瘿瘤痰结、湿热脚气，反甘草留於中而不得降也。

獨活　辛苦性温，氣雄深搜，以逐伏風，是其功用。
羌以地名，一莖而生者名獨活。

盖辛自苦發，温而味濁，故微降乃升，治瘧痛湿痹疝瘕伏風少陰齒痛。

古方以酒煎漱風牙痛腫，其深搜以發之力可見矣。

羌活　辛苦性燥，氣烈疏散，以軀遊風，是其功用。

盖羌活之味清於獨活，氣烈可達諸經，故治風湿頭痛脊強拘攣，痹痛身疼，太陽表病。

古方合松節以治歷節風痛，其搜散諸經可知矣。

防風　辛甘微温，發散風湿而不峻，是其功用。
言其功之可以防風邪也。

盖甘辛氣平，故疏力不迅，内解肺肝鬱熱頭目滯氣，外疏太陽表邪風湿輕症。

古方合浮小麦止自汗，合人参擅蒡止盗汗，合黄耆以助行表之力，可知其能達而不甚散也。

葛根　辛甘性平，升發胃氣，是其功用。
其絲相格可以為布者也。

盖辛可升，甘則緩，性平入胃，啟陽氣而致津液，故宣肌表，解客邪，除熱，定渴，止瀉利，治頭疼。

古方合豆豉治陽明頭痛，合小米止小兒瀉渴，其升清之功可知矣。
并治時氣外感暑症，取其可毁毒也。

升麻　辛甘微苦，升引陽氣，發達火鬱，是其功用。
其形如麻而氣善升也。

盖辛甘帶苦，故内解而升，啟清陽而治濁陰上乘之頭痛目赤，口齒瘡痛，鼻塞，以及清陽下陷久瀉脱肛崩帶之症，内解鬱熱則化百毒而消癍疹。

古方酒煎治產後久瘀下伏，其升清化濁可知矣。

細辛 大辛氣濁（溫）疏下鬱而散寒水是其功用

細言其形，辛言其味也

蓋味辛氣溫味厚而濁故可達下以疏於上凡風寒（水）濕之氣下過腎氣為痹痛脊強頭疼欬喘清陽不布口瘡齒痛鼻塞喉痛等症悉能自下疏利使沉陰開豁清陽鼓升非比輕浮之品發達三陽肤者施於肺胃風熱外感表邪之病不知其並越至陰有傷（動）腎氣也

藁本 辛溫氣雄疏太陽之經而達巔頂是其功用

其氣雄而達至上取高之意也以見

蓋雄氣辛升可至極上治風寒鬱結頭痛連腦氣升則濕不下流故又理疝瘕泄瀉腹疼陰腫

古方合木香治霧露之邪中於頭目其上升之力可知矣

△柴胡 苦辛性平宣暢陰陽而和解表裏是其功用

其色黑而梗如柴也此藥

蓋苦可裏辛可表性平則和解而不散走少陽半表半裏之經也（胆）厥陰：晝陽生之臟也治寒熱往來煩嘔脇痛痰結胸痞及婦人潮熱小兒疳熱之症

古方合人參丹皮治勞熱合地骨皮治腸熱口糜皆和解內清之功也

△前胡 辛甘而苦宣暢降逆是其功用

先柴胡而柴者也其

蓋辛升苦降甘潤於中故治霍亂嘔逆痰熱痞滿小兒疳積肝膽風痰以其性類柴胡而功在（多）於降也

古方蚕丸止小兒夜啼其和解降逆以清鬱熱可知矣

麻黃 辛苦性溫外疏（散）太陽之表內通（疏）肺胃之結是其功用

其莖如麻花色黃也此藥

蓋辛多苦少性溫善發故開玄府以散表鬱治惡寒拘急頭痛脊強無汗內通肺胃滯氣治寒水痰實哮喘腫閉之症其根節內宣疏而不浮故達表不散用於止汗之劑亦可以中留也

古方以桂枝助之散杏仁助之降合石膏則解鬱熱合白朮則利水邪

其用非專於解表可知矣

荊芥　辛苦微温　通利营氣　是其功用　（味辛氣烈荊中之介者也其）

蓋辛香帶苦入血疏通故理遊風傷脈麻結瘡腫以及婦人經脈不調燒灰多苦樨血止吐衄反驢肉者動風相左也反魚蟹者爲鱗介之毒也

古方合石膏治風熱頭痛合甘草洗瘰癧破疏風清血之功也

連翹　質輕味苦　散結清火　是其功用　（殼瓣相連草本之翹楚者也其）

蓋味苦輕虛解氣分濕熱性浮可達於外故治諸經瘡疹之毒其根名軺內清濕熱爲勝

古方合芝麻治瘰癧蓋解毒於上焦也

紫蘇　辛温芳香　宣通氣滯　是其功用　（通氣使蘇而色紫者也其）

蓋辛香勝於荊芥故上行氣分以宣其滯寬中開胃利肺解肌氣順可使胎安其梗力遜可以調氣其子潤滑可以消痰抑喘以利二便直非苦降之品也

古方合木瓜厚朴治寒濕脚氣是於陽明升降備之也

薄荷　辛涼升浮　清理上焦風熱而利肺肝　是其功用　（香日如荷而味遠薄荷者也其）

蓋辛以散肝風涼以清肺熱氣浮以升故治頭目咽喉口齒風熱清痘理小兒肺肝之滞驚熱癮疹清上則下安亦治腸風血痢

木賊　甘苦微辛　升散肝膽風濕火鬱　是其功用　（草節治木如錯故名其）

蓋形同麻黄而辛少兼甘且苦亦微降而後升故疏利肝膽治目翳症痛痔痢崩中

古方單用治下血之痢是疏肝升氣之用也

天麻　辛温　理氣而疏風濕　是其功用

蓋辛溫而能貫堅竅，與輕浮者不同，故歸肝通脈，以疏內風，治痰氣眩掉、語澀、驚癇，雖有汁不燥而通裏，氣辛亦液少不宜者也

白芷 辛溫芳香，通陽明滯氣，亦可達表，是其功用（能行濕之而止，白言其色）

蓋辛香溫利，可疏風濕，專主陽明，故理牙痛、鼻淵、眉骨風痛、膚癢、瘡瘍、腸風崩漏下等症，故以止名

古方為丸，荊芥臘茶湯下，治頭目昏痛，所以清陽明上攻之滯氣也（以石灰浸之，酒服止白帶，藉溫燥也；以木通合酒服之，治氣淋，藉溫行也；總為調陽明氣耳）

秦艽 辛苦氣平，理風濕，散熱，是其功用（除熱而理陽明）（其根交紐，產于西秦，其）

蓋苦多辛少，不甚燥烈，故治風濕之鬱熱壅，辛急亦除黃疸

（治）肢節痛、腸紅，竟謂風中之潤、散中之補，亦過譽之矣

威靈仙 辛溫鹹降，疏風行水，是其功用（理邪可達周身，以其功而名之也）

蓋辛上鹹下，氣味俱強，故達周身，治痛風、頑痹、痰水、腳腫冷

秘癥瘕

古方合砂仁沙糖，以治骨梗，取快氣於留戀之中也

△鈎藤鈎 甘苦微寒，清理肝肺風熱，是其功用（經之包絡之）（藤枝旁環如鈎者也，其性）

蓋之藤蔓，其體疏，微寒能理風熱，故治男婦眩運、小兒驚風、癮疹癍疹、肺肝風熱諸症

古方緩以甘草而治痘痛，通以紫草而發疹癍，其清疏可知矣

△當歸 甘辛溫滑，調血中之氣，是其功用（使血氣歸其當然之處故名）

蓋甘能和，辛能散，性溫而滑，入血能調，使氣順而血各歸經者也，故理諸痛、裏急、痘瘡、癥瘕、痢疾、風痙、氣血虛滯諸症

畏菖蒲、海藻、生薑者，助辛散而失於和也（古方四物以之為君，地黃佐使，今君地黃，則失本義矣）

古方單用治心痛、頭痛，亦行血中滯也；當歸六分、附子一分為丸，酒下，治肝血虛寒，兩目昏暗，其調和陰血之功可知矣（通經加沒藥，產風加荊芥）

芎藭 辛温氣厚升降通调血中之氣是其功用

川人呼辛芮脉之音也

蓋辛温之氣厚而多竄上行頭目下行血海通調血滞故理结氣搜血治寒痹拘挛頭痛胁痛雖氣厚可下辛终為升川芎西產力大撫芎南產力薄其發肝之用等於细辛非孩腎尋佛疏利药也畏黄連硝石滑石惡寒温升降之右也

古方合槐子治風热上衝是之藉其升力引寒品也

芍藥 酸微苦寒斂陰清热是其功用

多多其花而根可入藥也

蓋肝脾二臟陰和而後陽氣化行陰以斂為職守清邪不耗芍藥酸寒清斂苦入血分故治虚耗攻衝心腹胁痛劳热烦汗及氣不内和泄瀉腸風白者之功其赤者力强理经閉目赤癰腫

古方合以甘草内调肝脾不和取甘酸甲己之用也合防風昔虚疼自脾以通其陰陽耳

地黄 鲜者甘苦大寒沉陰而降勝热涼血乾者少平亦清陰热療乾燥製熟纯甘滋陰益血是其功用

思以色言小有浮中凡為天黄浸地黄沉者多其

蓋多汁難燥性沉归陰生者止逆安胎去热润经理一切血症熟者滋血液而培肝腎理一切虚燥天冬生熟其用亦近地黄之功在下天冬之功在中耳

何首烏 甘苦微温滋養下元是其功用

何姓服此而髮黑故名其

蓋甘能緩苦能堅温能補氣厚則達下性平雖非峻品然風虚劳瘦眩暈久瘧久痔瘰癧等病用之亦有殊功

古方合胡麻治癘風蓋益陰以定虚風之功也

牡丹皮 辛苦微寒和血涼血以清心热是其功用

花中富貴故稱牡丹其根皮可入藥也

蓋善以涼血辛以和血清热耗而理滞凝故调经治吐衄退热除烦定惊痫療癥心胞热浮

古方合防風治偏墜蓋子手足厥陰理風热也

续断 辛苦性温温经调脈是其功用

蓋辛温而疏，苦温而降，行陰以通脈，故治瘀凝折損，胎漏崩（補血守中[illegible]其）
帶，腰痛，腸風下脈，既調亦止遺，澁縮小便（古方平胃散一兩加續斷末二錢，煎服，治痢，取其宣導之功也）

益母草（利婦人胎産，故名之。其）辛微苦寒，散結調經，是其功用
蓋苦寒入陰，辛而能散，故治血風血運、血痛血瘀、血脈通衛
瘀者既去，新者自生，非其生新。益母而産後不可肆投，（致散損肝）
致有他變（陰也。本草謂瞳仁散大者勿服，是已）。其子辛甘微苦，故調和血脈

△白薇（微言其細，白其色也。其苦而兼）苦鹹而寒，利陰氣而抑衝任之熱，是其功用
蓋苦鹹自陽明營分降行，故治陰虚風熱逆上衝任，為血
厥昏忽，亦疏肝熱而治遺淋煩嘔，酸痛，白前一類，長于降氣
古方合白芍治遺尿熱淋，其降而能清可知矣

艾葉（野草芳香，堪刈，故名。其）苦辛性温，通諸經以逐寒濕，是其功用
蓋辛升苦降，温以通行，芳香利竅而達諸經，生用性温，開鬱調
經，熟用性熱，治冷痢霍亂，蛔厥，腹疼
古方合阿膠治胎漏下血，蓋温經使復也

玄胡索（玄言其色，索言其形也。其）辛苦性温，疏利氣血凝滯，是其功用
蓋辛苦而氣味俱厚，故通調氣血，理上下内外諸痛，治瘕癖
折傷、經閉及因瘀崩淋
古方合楝子治熱厥，抑之使下也（又治小便不通）；合茴香治小兒盤腸，温之使開也（合皂角治頭風痛，扶之使上也）

紅花（本名藍，而色可染紅者也。其）辛苦甘温，潤燥通經，是其功用
蓋辛苦而疏，以甘為潤，色赤歸血，通脈化瘀，少用可調，重用可
行，故治經閉、便難、喉痹、陰結，亦理血中風燥，口噤身疼

紫草（以色為名。其）甘鹹而寒，降利（涼血利腸）解瘀，是其功用
蓋甘而鹹寒，歸血降利，故治熱結、癍瘀、血滞、腸閉（古方加橘葱清瘡，合雄黄點疔，皆以温行之也）

地榆 苦酸微寒，性沉而澁，理下焦血熱妄行，是其功用

蓋苦降酸收故治腸風崩痢等症其稍生用反可通行（以酸味微也）

古方與甘草皆生熟並用加砂仁以治結陰下血蓋收斂潤停之用也（離走亦治吐血蓋抵以降之也）

蒲黃（水蒲之花乾則成末其性） 甘平清滑涼血行滯是其功用

蓋甘平清涼其質滑潤故通脈利便能消腫化結理心腹寒熱

若炒黑則澀（滑而不）復滑利又於血分能止也

鬱金（金言其色可通鬱氣者也） 辛苦微寒清散鬱結是其功用

蓋辛苦寒品其氣味清揚故理上下之鬱而止諸痛及敗血

攻衝（為吐為衄非氣分藥也）則質堅淡而調氣其用稍遜於延胡而已

古方燒用醋調治產後心痛取其有清揚之通利也（磨塗痔痛）

茅根（地生如劍故名其） 甘寒入胃止逆降熱是其功用

蓋味甘性寒氣歸陰分故定熱逆血出止呃噦喘消渴黃利熱淋

蘆根 甘寒入胃清肺降熱是其功用

蓋甘寒性清而歸氣分故止嘔消渴理熱摟便數（易生而繁為盧其根）

大黃（草根之大者黃言其色也） 大苦大寒味濁下降滌蕩熱結是其功用

蓋苦寒而味濁氣猛入胃下趨故治大熱譫狂腹滿實痛之便結癥瘕痢滯食血積聚用之驟下反遺上邪以其迅也

黃芩（腸清肺金今以代金也黃以色言其） 苦寒而平除胃中濕熱以清肺氣是其功用

蓋苦而不濁寒而性平勝濕熱而清氣分故治火嗽目赤黃疸熱淋瀉痢腹疼上清肺則下清腸也

古方獨芩瀉清氣分上焦之熱合白朮以安胎可知其清而平也

黃連（其形連屬黃以色言） 純苦大寒留中殺火是其功用

蓋純苦屬陰寒而性滯故厚腸胃鎮火瀉熱攻痞除煩止汗定驚然留着之品非實熱勿施也

古方丸服治濕熱小病取其寒燥合木香行之乃利滯而調熱痢也

胡黄连 苦平而功同黄连，气味皆缓，故用治骨蒸烦热，三消五痔，疟痢肠蒸，小儿惊疳。取寒有留而气味不厚，故虚亦宜之。

黄连之类，色黑曰胡

苦参 大苦性寒，燥湿胜热，是其功用。

形类五参，味苦之甚

盖苦寒无毒，乃以参称，虽寒燥而不滞，故治酒毒黄疸血痢，溺赤腹虫癞风。古方醋煎吐食毒，并治天行壮热结胸。其寒降而不滞不利可知矣。

知母 苦寒辛滑，清润肺胃，是其功用。

本以益水而功在清金，故名之

盖苦寒之品，兼润而质滑，故入胃达肺，润燥泻火，肺滋而胃燥，亦除烦渴热嗽，亦利便消肿。

防己 辛苦而寒，泻（散）下焦阴分湿热，是其功用。

已者止也，防湿止水有功，故名之

盖苦寒降性，兼辛而疏，故走太阳经府，利膀胱，宣腠理，以行湿热，治水肿，下阴不通，脚气热痛喘逆。

葶苈 辛苦性寒，降气行水，是其功用。

能使停上之水而利下之，故名之

盖苦寒下降，利胃则水逆于上者自消，治水肿气逆肿满喘急，二便不利。其泄阳分湿邪不减牵牛大黄之降阴也。

甘遂 苦寒（甘而）而疏利隧道，以利水凝，是其功用。

遂者以其能行隧道而逐水气也，虽苦寒而带甘，故名之

盖寒利而曲达于隐，故本草称其达水所治疾迷癫痫恶毒。

志者犯其用反甘草者，牵其毒也。古方用治水肿满逆，又合朱砂治小儿马脾风喘

大戟 苦寒疏利，与商陆之苦寒推之泻，芫花之苦温通行者皆不同，然泻水行湿之功则近似也，故兼发汗利便，上下分消。

其芽刚锐，故以戟名之

泽漆 辛苦而寒，降热行水，是其功用。

好生泽边，汁黏如漆，其辛苦

盖辛苦而有阴，故寒清能利便，退热消痰以理水肿。

龙胆草 苦寒兼涩（性沉），镇伏肝胆越热，是其功用。

味苦泻肝，故名之

盖寒而能降，其气味则清，故镇火邪而不攻下，治惊痫疸痢，湿热脚气，兼咽喉目病，风湿热邪。

古方调鸡子清白蜜治热狂，以其降肝热也

天仙藤　苦溫疏利，宣通氣血，以勝風濕，是其功用。

（藤中良品，名以天仙矣）蓋苦溫之氣味，和平疏利不峻，故理肝虛風劳，腹痛，脾虛妊娠水腫。

古方合麻黄發汗，合大黄墮胎，其上下疏肝之用可知矣。

石韋　甘苦微寒，清肺氣而化膀胱，是其功用。

（葉如葦而生石間者也）其甘微苦，質輕微寒，清肺氣以滋化源，清膀胱而利水道，故治劳淋劳熱，上下竅氣。

茵陳　苦寒芳香，散中宮濕熱，是其功用。

（因其陳根而復生者也，以）蓋苦寒之品，氣味芳香，則清熱散濕，通諸竅氣，故治黄疸時熱熏上昏狂，其力亦可利水發汗也。

香薷　辛甘微溫，解濕鬱而散蒸熱，是其功用。

木通 甘淡輕虛，導濕熱而利膀胱，是其功用

形如木枝而內孔多通

因淡利竅，故導濕下行，清肺除煩，通便，其輕虛並利諸竅

通草 味淡質輕而性微寒，清熱下利，是其功用

其功亞木通而尤輕寒，故上通肺氣以引熱下行，利便，通乳，清耳目而治淋腫

泽瀉 甘淡微鹹寒，利濕熱而洩膀胱，是其功用

生于泽而瀉人之濕者也

蓋以淡利濕，以寒清熱，以鹹下達，膀胱濕熱既除，腎氣自清，故行水消腫止瀉，並理精濁淋瀝，耳目頭昏

古方合白朮、鹿銜草治酒風多汗，以利濕清熱而養正也

車前子 甘淡寒滑，多利濕熱而能潤，是其功用

好生于車馬之跡，故名

蓋淡滲之品多燥，車前子寒滑，利而不燥，故清暑除濕，催生明目，清方多用之，不止利便行濕也

瞿麥 苦寒，利竅，行小腸膀胱濕熱之結，是其功用

枝梗瞿然，實如麥穗，故名

以苦寒下利，而令氣清不留，故去之前，然能通淋通經而去濕熱

木香……柔也　其甘而微辛，本理寒湿之郁热，荡湿去热，除，故治暑伤霍乱吐

泻，亦理水肿便溺，虽微辛温，究属疏品，燥热忌之

青蒿　苦寒气清，凉伏气而解溽凝，是其功用

（叶细而能香，生故名蒿）蓋乙木春生最早，清香而解溽气，故发越肝脾之郁，理劳热骨蒸

疟痢尸疰伏邪不升

青黛　咸寒平肝胆之热，是其功用

（以色名也）蓋咸寒质沉，色青，故镇肝之热，治惊痫及小儿疳痢之症

附子　辛甘微咸，性热，胜寒湿而助阳气，是其功用

（附天雄而生，故名）其性味辛热而兼甘咸，生用能散沉寒固冷，制熟则扶阳胜湿

故治噎（呃）厥逆，脾泻冷利，拘挛格阳诸内寒阴盛之症（乌头热平，专主躯风）

古方烧灰蚕服治阴格缓症，合全蝎理小儿脾风，是扶阳之用也

补骨脂　辛苦性温，暖下焦以摄脱气，是其功用

（以功而名也欤）蓋辛温兼苦则固于下，故治肾冷精失，泻利溲遗之症

蛇床子　苦辛性温，暖下元而散寒湿，是其功用

（蛇虺喜卧其下，故名欤）蓋苦温坚下，辛以胜其寒湿，故治腰腿痿痛，阴囊湿痒，炒熨产

门脱，煎水洗风湿瘙疼

兔丝子　甘辛性平，补清阳而润阴燥，是其功用

（色如麻，兔其茎如丝也）其生附草木，假气无根，是清阳之所凝，故益人清阳，温精寒

治劳伤，调经络，除燥渴

古方用治产难，其润阴补阳清润之功可见矣

益智仁　辛热（苦太）温而健运中气，是其功用

（以功而名也）盖中土寒湿，则或滑或弛，益智温行（能使）寒湿去而健用行，故治呕

泻泄痛，涎唾不收，小便不摄

缩砂仁　辛温香窜，快气调中，是其功用

其辛香之中微帶苦鹹故本草言其利脾胃之氣治噎吐腹痛
脹滿中治欬嗽泄瀉是利肺調經安胎是利脾胃也
古方合羊肝治久痢合豬腎治腰脹其利腎氣下焦之可知矣

白豆蔻 辛熱疏利胃府而利三焦是其功用（生而繁衍故稱蔻形如豆而色白者也其）
蓋辛而香竄快氣最速故上散肺滯（鬱）可退翳膜中消酒積以理腹
疼下調腸滯而止瀉痢通利三焦治瘧病反胃

草豆蔻 辛熱香竄溫中開鬱是其功用（味如豆蔻而色者名本名草果）
其辛香雄烈燥熱利濕寒故消痰食定霍亂解瘟疫伏邪

肉豆蔻 辛溫香潤化冷積而和腸胃是其功用（本名肉果以其味如豆蔻而名之也）
其辛溫疏滯香潤和腸故可下達有滯則疏無滯則止故理寒痰
食瀉亦止吐逆霍亂之症

蒺藜子 苦辛溫平調理肝腎營分之氣是其功用（多芒刺而利傷人蒺惡者也其）
蓋苦可降辛可疏性溫而平調理下焦故治腰痛陰癀欬逆目
疾亦調經止帶宣化催生沙苑者多潤補而力緩
古方用治水腫吹鼻通塞合貝母下死胎是其疏也潤以雞子油治偏
枯合以魚膘聚精氣是其補也沙苑者補潤為多

香附子 辛苦性平血中氣藥利三焦而開六鬱是其功用（形如附子而小味有香者也）
其性雖平而辛苦氣厚故能理經血而通滯氣治諸痛諸瘡
古方用治諸頭痛取其利氣血也合百草霜治諸下血取其能調理也

木香 辛苦性溫升降諸氣是其功用（形如枯木故名）（以木香合烏藥合之降用行補藥之滯之不宜也）
其味厚而香香而潤竄故能升降然香品則多升而疏利者也治氣痛疝癖
霍亂反胃氣痢後重中氣調而上下安也

藿香 辛甘微溫快氣和中是其功用（古方同木瓜治霍亂同黃連同重痢同烏香治腰痛皆引入下陰以調其氣耳）
其辛溫甘平功在調理故能辟惡而定霍亂止腹痛吐利

木香

茴香 辛溫。香溫，小者平而大者熱。暖下以升，是其功用。

（香最烈而入深，故曰茴香。）

蓋辛而味甘，氣雖烈而不竄，可暖於下以疏肝腎寒氣，治冷疝、陰腫、脚氣濕寒。

牛蒡子 辛平。清利上焦以解熱結，是其功用。

（本名惡實，能惹黏人衣，故又名鼠粘。牛蒡，實。）

蓋味辛而質滑，利上達下，故利咽喉、膈上痰滯，消疹毒，利二便。使肺清則下部鬱熱亦可通潤。

白頭翁 苦寒。清腸胃血分之熱毒，是其功用。

（根上有白毫，故名。）（平肝達陰，潤肝之結。）

其苦寒入血分（而不寒，開聚逐血，故治癥瘕風氣，又理毒痢齒痛），故入血，能清治血毒、血痢、腸胃熱、癰疽痛、鼻衄（古方合連柏治熱下利，非肝），及肝血之鬱、腸利血症。（取其苦能堅下也。）

冬葵子 甘寒滑利。潤燥通結，是其功用。

（葵子冬種春生者也。）

其寒滑而甘，故滑潤利竅而下行，通便行乳消腫。（蜀葵花治帶下、利難產，加麝香通二便閉悶極。）

白鮮皮 苦寒性平。除濕熱而利關節，是其功用。

（味帶腥膻而色白者也。其）蓋苦寒平性而能宣通，故治風痺、黃疸、疥癬，亦理產後傷風。

萆薢 甘微苦平。除陽明濕熱以分清濁，是其功用。（苦寒理腰膝而）

（能解果下之濕，故名萆薢。）

蓋（甘微）苦寒可利濕熱（風濕，故理腰膝陰），甘平則調陽明，故治濕熱下降，亂其清濁、淋濁、莖痛，以及腰膝濕痺、痔瘻之症。（周）

古方合杜仲治痺軟，合酒止小便頻數，其非通利之品可知矣。

馬勃 辛平輕浮。清肺氣而解風熱，是其功用。

（生牧場及朽木而勃然出土者也。）

蓋輕虛之品而味辛平，故清肺氣，治咽喉不利、欬嗽、鼻衄，亦塗火瘡。

古方合連翹、升麻治疹發頤，其輕清上解之力可知矣。（合蛇退灰治咽腫痛，加硼硝吹喉痺。）

副品 二十九味

使君子 甘溫。利脾胃，殺虫積，理五疳，潤小兒中宮之滯。

（和平安中，除积，故稱君子，可使之去疾也。其味）

肉蓯蓉 甘鹹酸溫。滋而下達，溫肝腎，理勞傷，亦潤腸利便。

（質柔而補性緩，故名其）

白附子 辛甘性熱。疏陽明氣升，治風痰失音、面上遊風諸症。

（形如附子而色白者也。）

古本[illegible]

[illegible]

[illegible]

[illegible]

[illegible]

[illegible]

[illegible]

[illegible]

[illegible]

[illegible]

[illegible]

[illegible]

[illegible]

[illegible]

大小蓟　甘温，大者下气破血不峻，小者尤缓，退虚热，化轻痰。

三七（山漆）　甘苦微温，散瘀定痛，治血不循经，亦理金疮。（生山中能合金疮，如漆之交也耳）

茜草　酸温而咸，能行血滞，消瘀通经，亦治风痹黄疸，可代藘茹。（茜赤色也耳）

三棱　苦平，破血中之气，利坚块，瘀积肿痛。（以形而名也）

射干　苦寒，泻实火，理结痰，治喉痹疟母。（草名乌翣，叶如羽翣，根出强直，故名射干）

土瓜根　苦寒，清降，破瘀导滞。（形如瓜而野生者也，即赤包儿根）

金银花　甘寒，散热解毒，清泻热血痢。（花开黄白二色，隆冬不凋，又名忍冬，其味）

蒲公英　甘平，化热解毒，通淋消疮。（草如蒲而花形黄，故名，其性）

贯仲　味苦微寒，解邪热，发疹癍，化哽杀虫，理血气胀疼。（根之连贯成于仲秋者也耳）

王不留行　甘苦而平，通血脉，利衝任，调经下乳催生。（其性迅利故名）

白芨　苦辛而涩，入肺止吐血，治损伤，亦行瘀，理汤火伤，用油调。理金疮。（滑黏可以胶物，故曰芨，其味）（合煅石羔）

白敛　苦辛而甘，散结解毒，使创敛肌生。（其性能敛创口，故名耳）

△○玉竹　甘润，大缓肝急，散理结气，治背膊，主风温汗热。（苗如竹也）

○马兜铃　辛寒，降肺热，定急喘，泄水气。（形如马项之铃也）

谷精草　辛温，轻浮，清阳明风热，明目退翳，治喉痹齿痛。（谷成而此草生，故名）

草决明　甘苦咸平，除肝经风热，理诸目疾。（功能治目疾，故名耳）

荜茇　白草菁　辛热，温中下气，行肠，治泻利，寒冷，灌疼喉酸，以牛乳和之治气痢良。（功能拨乱者也）

蜀漆　辛苦性寒，即常山之苗，攻痰逐饮，亦清络脉火邪。（其叶如漆之粘，川产者多耳）

蒲灰　苦辛性平，烧灰则温，利湿通窍。

败酱　苦寒，一名薸麻菜，理血败毒，利肠化痈。（以其气味名也，性多）

狼牙　酸苦性寒，清热杀虫，治疮癣疥痔。（以形而名也耳）

鬼臼　辛苦性平，一名独脚莲，清热败毒，辟恶杀虫。酒下治子死不产极效。（根连如臼而色苍黑耳）

紫参　苦辛而寒，清热利窍，消积於中以安肺气。（五参之一也）

蒴藋　酸温，一名接骨草，宣通血脉，理风湿，治痹痛。（以形类蘩蒴藋也）

土茯苓　甘淡而平，除风湿，利筋骨，止泄泻，理杨梅疮毒。加青蒿治淋甚良。（形如茯苓小而色苍者也耳）

藜芦　辛苦性寒，入口发吐，利风痫痰涎。（藜有黑色也耳，草如芦耳味）

## 木部正品功用

三十六味

**茯苓** 甘淡，氣清，滲中宮之濕而調上下之氣，是其功用。

附于松根而生，茯苓之結塊者也。

蓋附松而生，秉甘淡而氣質清，故滲濕調氣，濕去則脾能建運，脾得養而水道調，膀胱施化，腎氣亦安，故治痰、水腫、瀉、嘔吐、便結、濁。

不生赤色者功亦同，而利性稍強。

**茯神** 功近茯苓，因其抱根而生，得松之靈氣，故滲濕熱以寧心安神，

君治健忘、風眩、心氣虛類。

**琥珀** 甘平，利清肺氣而利膀胱，是其功用。

虎魄入地化為石，故取意名之。

蓋松（楓）之脂入土久而結成，其氣上清，其質下利，故止驚邪，通淋，生肌。

古方合黑豆治產後神昏，其清神氣而非但滲利者也。

**猪苓** 甘淡微苦，利濕通竅，是其功用。

形如珠之大小塊，是珠非猪也。

其功近赤茯苓，而味兼苦，則達下力速，故開膀胱，且可發汗消腫。

**柏子仁** 辛甘而潤，醒脾胃而調臟腑，是其功用。

壽永稱百果之木。

蓋辛潤氣香，故可悅澤中宮，以調藏府，故聰明耳目，定驚癇，逐風濕。畏菊花者，妨其潤也。

古方合遠志以交心腎，蓋致氣於上而以香潤繼之也。

**側柏葉** 苦濇微寒，清血分以理風濕，是其功用。

側者偏也，取偏葉之柏入藥。

蓋柏性多燥，氣稟於秋，其葉味苦，故利風濕，治歷節疼痛，惟炒成炭之，稽其微濇入血分以斂逸失也。

**肉桂** 辛甘大熱，温真火而強土氣，是其功用。

桂皮之厚而潤者，故以肉名其性。

蓋辛熱多甘，色赤從陰，故下温命門，真陽不足，祛寒濕而使浮陽不越，脾土内強。但真者久缺，其辛燥種類但能中寒，不能達下也。

**桂枝** 辛甘性温，宣經脈而調營衛，是其功用。

蓋桂味從陰而氣走陽，辛甘則能調和，故入營出衛而宣通經脈。

也治中風自汗非其驅風止汗是以益心肺建裏氣而皆固之耳

枸杞子 甘平而潤益陰平陽氣是其功用（大者為枸小者為杞）

蓋甘潤之品温平而補不同地黄之達陰亦從益液而助氣故

治虚風目病消渴噎膈等病

地骨皮 甘淡而寒能退虚热是其功用

蓋枸杞之根也（根堅如骨故以骨皮名此）其氣味清寒故治骨蒸虚热虚汗頭風乾欬消渴

古方與麻黄並膏治虚羸作热其清氣之功可知矣

山茱萸 辛温酸濇補肝陰是其功用（色赤而肉腴者也良）

蓋酸味歸肝辛温以潤其滞使肝陰得養則氣不妄發故治

耳聾鼻塞止遺泄縮小便亦理風痺腰膝痛疼（惡桔梗防風者左其功用也）

酸棗仁 甘酸而潤收耗散氣以寧肝脾是其功用（棗生而棗之叢生為棘此棘之果仁也）

蓋甘以補脾酸以攝肝香以悦脾潤以滋肝肝脾得養心火以安枕

汗止瀉止煩止渴治驚悸遺泄生用清而熟用補也

女貞子 甘平微苦潤補三陰是其功用

一名冬青隆冬不凋（其操最貞）色黑甘潤故益陰和中以除虚燥

杜仲 甘辛温潤滋補下元是其功用（杜仲人名餌此得道而傳）

蓋甘温辛潤之品斷之絲連不絶故滋筋骨而治腰膝疼痿

陰濕胎漏惡玄參者功用相左也

古方合糯米山藥棗仁固治脾腎而攝也得杜續之虚汗其固可知矣

桑白皮 辛甘而寒下氣利水是其功用

蓋桑木屬箕風可勝濕辛寒（燥而）下氣故逐肺水止痰欬揃喘逆

其葉清疏肝膽之热其枝疏利關節之風

卮子 苦寒清輕清上達下以解热鬱是其功用

（其苞有如酒巵故名巵子）蓋苦寒多而惟此能浮故清心肺寧膈氣解煩热止吐衄便上清淋痢炒黑止血

[illegible]

古方合良薑米飲服治痢後腹痛寒熱結凝取其清熱不沉滯也合滑石治血淋便順流而下也

黃柏（蘗） 苦微辛鹹下行以除濕熱是其功用
檗者皮也其皮色黃故名
其苦重寒多氣燥以勝膀胱濕熱治黃疸水腫熱痢腸風膀胱清而腎氣和且苦以堅腎故又清耳目火症濕熱骨蒸

枳實 苦微酸寒破結降逆是其功用
類橘而實不充大故名實
蓋微斂而降則逆氣自低故利膈寬中消滿去脹抑痰定喘理氣滯後重 枳殼功用力為稍緩故破氣浮而實氣沉

厚朴 辛苦而溫利平胃氣以散寒滿是其功用
其木敦厚皮朴故名其性
蓋辛能除寒滿苦能勝濕滿溫能祛寒行水治喘逆瀉利霍亂忌諸虛者滯其行而反動之氣也

苦楝子 苦寒降火清肝熱以舒筋是其功用
楝有練達之義故其味苦而
蓋清肝經疏瀉之職導小腸膀胱之熱下行故治疝痛攣急利小便定熱疼 古方合延胡索治熱厥心痛加滑石並通小便皆疏肝之用也

訶子 酸苦而濇斂浮涎而使之下行是其功用
本番名訶黎勒也
其用同酸則斂同苦則降同甘則補同辛則潤治喉逆痰喘作渴失音瀉利脫肛亦在合劑之有濇也 古方同厚朴陳皮苦而滯辛能消諸脹其降潤並斂可知矣

烏藥 辛溫氣味香通利三焦滯氣是其功用
以色而名其
其辛香色烏故下氣上故利三焦治中氣中痰昏厥及宿食霍亂
腳氣尤利
下焦結凝之症

五加皮 辛苦性平調中順氣而祛風濕是其功用
五車之精加入此樹故名
其辛苦性平故理陽明而順其氣治風濕五緩宗筋拘攣

椿根皮 苦寒而濇理風濕而有斂下之力是其功用
其木易生而大故曰春
蓋椿根氣味香燥而濇故下歸血分以濇脫治滑泄崩帶之症

秦皮 苦寒而濇收斂肝經越熱是其功用

蓋味苦性寒色碧而清故歛肝越治目疾鬱痛痢帶肝火下利

蕤仁（其苗有類萎蕤故名）甘溫 理厥陰風熱而最潤目疾是其功用
其甘帶潤微溫散結故治目赤眥爛淚多亦可外點用之

水楊柳（生沙地者水形如楊柳者也）辛微苦（平）發越鬱氣是其功用
蓋生沙漠寒地出條直升故發瘡疹最利今人採木為箭之等
市者用三樁柳而醫家不辨亦並用之大誤

吳茱萸（多產吳地之萸也故）辛苦大溫（性熱）溫中下氣是其功用
蓋性熱而氣味大濁可趨於下故溫肝治吞酸頭痛腹疼疝瘕
衛脈寒逆嘔吐 客丹參硝石者性有寒熱也

皂角（莢子色黑）辛鹹性燥 開肺竅而除風痰是其功用
其味鹹辛其氣竄烈而燥故開竅利竅湧實結痰涎其刺功同
而鋒銳直達病所透癰疽並畏五參今人用於瘡不起發大損
肺液以擾胃氣其虛者夾參耆同行尤為無理

蜀椒（以產地蜀地形如菽子也）辛熱性陽 溫下燥濕是其功用
蓋椒味甚濁雖陽達下其氣又燥於肺故治心腹冷疼痰飲蛔虫
暖腎通經退寒濕喘逆其目行水道畏防風雄附助其烈也
古方合牡蠣蒼朮理胸痛而溫脾寒 椒蠣醉服治小兒驚哭累绝
收肝陽而使之伏下也

沉香（木結沉水者也沉）辛苦性溫 暖中化氣而下達是其功用
蓋質潤色黑味苦（性潤）可以下達治梅核氣刺噎痰涎上腹痛腰下元

丁香（其形如丁）辛溫純陽 溫中達下而除寒燥是其功用
其辛溫微酸而潤馨香溫中散寒能達下以暖命門故治冷呃塞
脹下寒奔豚亦起痿陽可以代桂

乾漆 辛溫通利 消磨瘀滯是其功用

薑漆性最急而善留止，其辛温通利，故燒灰入血行瘀消磨不峻

可理伏藏素滯

巴豆（生于巴郡，形如豆也）：辛熱有毒，重攻冷積是功用。

益性猛消烈，辛熱攻寒，得冷則止，故去油炒熟，瀉（除）痰癖食積冷

瘧，兼理伏寒，瀉利之患

△竹茹（竹皮剝取，取細者也）：甘寒，清理肺胃鬱熱是其功用。（陽性多温，竹乃性涼而氣寒者也）

竹葉辛涼，清表；竹茹可以清裏（肺金而達肝利膽），故治上焦煩熱痰燥膈悶吐逆衄驚

脾熱以竹取瀝，則清氣可流經絡以化痰涎也

天竺黃（其大而內乃生黃，故名）：甘寒，清胃而宣諸經是其功用。

其甘寒稍重於竹茹，並可鎮肝治驚癇痰迷，可代竹瀝之用。

副品 十三味

沒藥（沉後入陰血之品也，其味）：苦平，散結氣，通滯血，消腫定痛，而性不峻烈。

椶

檀香（釋檀所焚之香）：辛甘而温，開胃利膈，理諸氣而不動鬱熱。

椶櫚（根皮狀如馬鬃，其味）：苦濇，燒炭入血，治吐衄崩漏，逆經諸血。

郁李仁（郁者，繁多也；李赤木之子者也，其）：辛苦微酸，潤燥下氣，平肝潤膽，治不眠，理小便癃閉、大便燥結。

槐子（其葉夜合，故從鬼）：苦寒，清肝燥，滌腸熱，上理頭悶風眩，下治陰瘡痔血。

梓皮（其實堅，故從辛，其味）：甘寒而消，利竅，行濕，消熱結，利二便。

李根皮：酸苦性寒，抑肝風，平虛熱。

檳榔（南人用以款賓客，故名，其）：苦辛而温，散滯降濁，下痰水食積，解瘧疫瘴邪，功近大腹皮。

蔓荊子（其根延漫，蔓也；荊，刺也；其子）：辛苦微寒，升散風熱，治頭目面齒遊風。

密蒙花（碎密為花者也，其味）：甘寒，理肝血，治目赤羞明，小兒疳氣上攻。

杉木（根如直升為杉，其性）：辛温，去惡氣，治腳氣上攻、脹滿腹痛，亦洗毒瘡。

血竭（色如血之汁，結者也，其味）：甘鹹，散瘀止痛，性急，治折傷金瘡，瘡口不合。

蘆薈（色烏如漆，其葉似蘆，生如□云）：大苦寒，破熱結，鎮肝火，合硃砂通大便。

## 果穀菜部正品 三十一味

桃仁 甘苦辛潤通瘀滋燥是其功用（木可瘀之核使之逃也其仁）

蓋甘能緩急辛能破結苦潤入血以通結滯故破瘀潤腸兼平葉散

杏仁 辛苦微甘疏肺滯以利腸氣是其功用（字象果在枝上也其仁）

蓋辛能散苦能降潤以行痰止嗽解肌下氣（惡黄耆之補葛根之升黄芩之滯）

烏梅 酸濇而温斂液以安肺腸是其功用

蓋酸濇收脱温中生液故治久欬久瀉亦消痰延除瘴安蛔（以酸梅熏烏者也其性）

大棗 甘温而潤滋補脾胃是其功用（棗為脾之菓取肥大者用之其）

蓋甘補中潤益液故滋燥扶羸調和營衛

陳皮 辛苦而温調中利膈是其功用

（雲之外赤中黄者為橘取菓皮經久去暴氣而用也）其氣辛香可以利氣其味苦温可以調中故開絡痰滯以快中上

青皮 辛苦香竄破滯開鬱是其功用

（橘之初生未變者也）其辛苦而香其氣暰烈故善疏利尤之通肝氣結治脇痛疝痛乳結及久瘧之症

木瓜 酸濇而温斂浮越之木氣以調中宮是其功用

（形如瓜而質為木也）其酸濇之味近於濇故可下斂於肝使不乘土則津生渴止瀉利霍亂可定轉筋亦伸中宮既和停積自化（古方加乳香沒藥治木合生地汁治項強筋攣蓋舒筋而活血也）

山楂 酸甘微温消膩化積是其功用（味酸為酢此取音也）

蓋酸可象肝之用佐土之結故治食膩停滯燒焦破癖（而助疏利之職故化食積去痰瘧疝瘕使木不制土亦自宣氣可四達也燒之亦可行瘀）

枇杷葉 苦平而降清理肺胃是其功用（其葉形如琵琶故名）

其葉敷原味苦可降清胃則肺氣自下故治熱嗽痰欬噎逆口渴

核桃 甘温潤濇去煉收脱是其功用（山菓木之核形如桃也）

其潤濇本可斂肺色黑形如兩腎又可下收腎臟治虛寒喘嗽（以助正氣故）腰腿疼痛（古方合胡骨脂補下元合人參斂肺氣合槐花化瘡疽合蔥薑茶表汗蓋其重補澀哉助元氣為用耳）

龍眼 象形而名也 甘溫滋補心脾以收耗損是其功用
蓋甘潤悅脾溫而能補治驚悸夢多亦理虛風下血

蓮子 隨花而生曰蓮蓮實 甘澀微濇固脾潤中是其功用
用須去心治虛瀉遺精崩漏等症其心苦寒治下血作渴所謂石
蓮者其氣則皮如石堅而有石蓮形類而大苦不可用 蓮房化瘀而固崩
蓮蕊清心而止血古方蓮蕊合牽牛加當歸治久瘵酒服又通相兼用者也

藕 根能耕泥曰藕也 甘濇而平涼血潤滯是其功用
蓋生於水土甘平中空故清陰分而潤血滯用之節尤佳

△荷葉 生于河以名也 苦平微濇升扶胃氣是其功用
蓋其形為震而氣清故用以升清理蛔吐托痘瘡洗風濕用蒂良
古方有荷葉加僵蠶以芫荽湯服治痘取其清化之功也

粳米 粳者硬也 甘涼清補胃氣是其功用
晚稻得秋氣而涼故除煩熱止消渴

糯米 甘溫補中而戀胃液是其功用
糯者濡也 其質粘滑故以用戀而補溫中止瀉收汗縮便

飴糖 似質滑曰飴 甘溫滋補中宮而緩燥急是其功用
糯米造酒升而益胸中陽氣為糖則潤補中宮也

△大麥芽 秋種夏收其來久長故曰麥 鹹溫和中下氣是其功用
其鹹溫消利麥可寬中出芽具生發之氣故又除脹消食下乳
多用消胃乳汁則回而虛胎遇之亦墮也

小麥 甘而微寒清胃下氣是其功用
麥為心穀其寒在皮可清心退熱止汗麩則下氣消食

黑豆 以色而言之豆之大者也 甘平和胃以安腎氣是其功用
蓋甘和則解毒性平則和胃色黑亦溫腎故炒加酒浸亦行瘀也浸
出芽名大豆黃卷理拘攣通結血

赤小豆 甘酸微燥利濕下氣是其功用

其質粘滑，其氣則燥，微酸性寒，故清熱斂濇，行水止瀉，理脚氣。

△白扁豆 以形色言也 甘温而燥，利濕和中，以升降清濁，是其功用。

甘而味近腥，故利濕清暑，濕去中和，脾健瀉止，故稱補脾。

淡豆豉 可謂五味之多情之故曰豉 苦辛微寒，發越中上二焦鬱氣，是其功用。

蓋豉腌罯所成，氣能發越，故治胸悶煩燥，喉逆，亦解肌理瘡痢。

古方合葱發汗，合薤除痢，用五十枚，加白芷一兩，甘草五錢，葱三寸，薑三片，治一切感冒，陰陽未分，並成黑色，則病不起，名神白散。合枳殼理小兒驚風，疏以柳[illegible]

○大麻仁 甘平，潤降，滋脾通幽，是其功用。

俗名火麻仁蓋 麻以大葉刺實花殼者為華麻子，力主拘提；大麻仁主潤降，治便結血燥。皆今呼為火麻仁，反以華麻子呼大麻子矣。異花者之滲牡蠣之揮

白薇之分，向衡任用者忌之。

薏苡仁 甘淡微寒，利濕熱，扶肺胃，是其功用。

薏苡者意也，苡者實也，能實脾而名之矣 蓋清補利濕之去，而陽明脈强，可免拘挛，上安肺藏，治水腫瀉利，脚氣肺痿。

△神麴 辛甘，調中化滯，是其功用。

赤小豆白麵造成名神 六月六日 蓋以六神造成，能發能行，故消水穀，理痰食，治脹滿，回乳汁。

山藥 甘平而濇，清補脾肺，是其功用。

本名薯蕷，宋人避帝諱改名者也。原為蕷之屬其性 蓋補而微濇，故固腸胃，止泄瀉、遺失，亦清痰益肺。

百合 甘平，清上焦而潤百脈，是其功用。

取形以名也 以其形象肺心，故清上潤脈，治寒熱脹癆瘡腫，而利二便。

萊菔子 辛甘，利氣寬中，是其功用。

能制麥毒，來麥所服者也 生用多辛，而吐風痰，發瘡疹；炒用多甘，降痰定喘，理後重。

葱 辛温，通氣助陽，是其功用。

中空之心曰葱，其味辛而 其辛而中空，可以發表通陽，治陰凝表裹，諸毒不利，熱掩折傷。

黃帝[illegible]

[illegible]

△薑 辛温生用宣肺達表內行水氣定嘔煨乾温中去寒開痞結
炮黑則苦温裏守經止血自溢

副品 九味

柿乾 甘平而濇潤肺胃寧嗽定血治腸風其蒂止呃逆（味澀日柿去皮為乾者也其）

白果 甘濇微苦熟食縮便止淋定喘生食降痰消酒（以色名也本號銀杏其）

荔枝核 燒炭散滯辟寒治血氣疼疝氣腫（枝最堅實故名其味甘酸）

芡實 甘濇固精止瀉縮便理腰膝痹痛（本名雞頭象形也今芭如歛之珠故名其味）

荸薺 甘寒除熱消積治疸化噎（水生溥多而苗如叢薺故名其味）

胡麻 甘平潤腸汎暢補虛焊氣者尤佳（麻之色黑盡臟）

紅麴 甘温通營化瘀除惡露治痢下跌仆（以穀釀成故名麴）

甜瓜蒂 苦寒行水涌痰治癲癇痘腫其子通腸治內癰（瓜字象形味甘而蒂苦）

豆粉 甘淡涼滑菜豆所成解熱毒其粉之汁名豆汁亦名酸漿

羸羽毛介鱗蟲五部正品 二十四味

人血餘 髮燒味苦益陰化瘀是其功用
蓋人髮以陽氣化血而生燒服使自還神化故補陰助運以行瘀停

童便 鹹寒下降導火行瘀是其功用
以氣化之機使從氣降故導熱下行而止吐衄血瘀熱欬嗽可定也（運）（但濁寒不利於胃）

人中黃 甘寒而降清胃腑實熱是其功用
以甘草去皮入竹筒中塞孔投人糞內冬入春出懸風處去穢氣可治
天行熱狂譫妄諸毒市人以大黃甘草末為之無功

雞膍皮 甘平微濇留中磨積是其功用
雞肫自化諸毒故取治食瘧反胃積瀉而雞之水穀降於一路
其肫亦理小腸而治遺尿崩帶

雞矢 辛寒下氣以消敗濁是其功用

於敗濁之中取其白者陰中之陽以指陰濁故寬中治鼓脹推痊

症實毒內結

五靈脂　甘温氣濁通利血積是其功用

此寒號鳥糞生用行血炒炭止血合施化積解痛治疝瘧風痰

牛黃　甘涼而解熱利痰是其功用

牛以風病而自結精華故治風熱而鎮驚除痰通利滯竅

阿膠　甘平定風和血是其功用

蓋驢皮理風阿泉降下並膠入血而滋燥除風故治痰欬肺痿

吐衄崩淋腸風胎動而市者多偽無功

犀角　苦鹹而寒敗諸毒而清胃熱是其功用

犀本水中之獸角雖陽而性入陰故清胃以寧心解毒除熱理血

逆癲癇痰癇譫狂

羚羊角　苦鹹微寒清肝以除風熱是其功用

蓋羚羊掛角以棲屬木性寒故清肝經風熱治驚癇搐搦

筋攣瘀滯氣逆食噎肝用不調

鹿茸　甘温純陽補養精血是其功用

鹿麋二角遇二至而解其茸生速長故補精血治一切虛損

下元不足麋茸近陰有益婦人

鹿角　甘温平通利氣血是其功用

鹿角尖岐生長極速故通利氣血散熱消腫亦速療膿

龍骨　甘濇微寒温收攝浮越之氣是其功用

龍屬木而骨為陰故理肝腎二臟其黏濇收脫定驚止汗固腸其

龍齒微涼鎮心清熱

羊肉　甘温滋補脾胃扶陽益液是其功用

蓋羊屬未土甘温益脾以有情滋補故扶陽益液治虛羸不振內燥裏急血液暴失之症

猪膽汁 苦寒滑利用以泄肝膽之火滑熱結之腸道燥熱之劑不得上焦其膚潤而定腎燥之風熱其油潤腎腸燥結

牡蠣 鹹濇微寒斂耗軟堅是其功用

蓋鹹則軟堅濇則收耗無熱耗則免其失氣血得以自化其滯而軟堅故治痰結瘰癧癥瘕瘧利肋痞逆欬

龜板 甘平性陰下滋以潤血脈是其功用

蓋龜屬純陰板為腹骨故治勞熱骨蒸陰虛久嗽又潤血脈理癥瘕瘧痢產難

鱉甲 鹹平清熱化堅是其功用

介蟲多寒其鹹軟堅色青理肝故治寒熱鶩痛肋結脇癰

古方加荸薺治痰熱之結荸薺合海蜇名雪羹亦治熱痰內結

蛤粉 鹹寒功近牡蠣而色白質滑理肺痰煩渴之症

蛇退 甘鹹善脱驅風熱而化結毒是其功用

蓋蛇性善穿氣足則脱故治風熱喉結目翳疹疥痔漏

黑魚膽 甘寒抑濕熱而點喉痹是其功用

諸膽皆苦黑魚帶甘泄水濕之熱故點喉痹熱功甚效

海螵蛸 鹹温和血通脈是其功用

此烏賊魚骨味鹹性温氣燥故入血通脈治血閉陰蝕亦勝濕吹停耳

僵蠶 辛鹹微温疏風熱而清結痰是其功用

蚕食桑則治風僵者通結而質輕浮故治頭風痰結咽喉齒不清及小兒驚癇瘾疹

白金 辛平無毒 [illegible]

金石部中品 十二味

雞舌香 辛溫 [illegible]

虎骨 辛 [illegible]

蜂蜜 甘 [illegible]

貝母 [illegible]

蜣螂 [illegible]

蚺蛇 [illegible]

白魚 [illegible]

鱔魚 [illegible]

鹿角 [illegible]

蚶 [illegible]

水蛭 [illegible]

五靈脂 [illegible]

金鵲 [illegible]

蜂房 [illegible]

穿山甲 [illegible]

[illegible]

人中白 [illegible]

品 十九味

[illegible]

[illegible]

[illegible]

丹砂 甘涼 清熱鎮痰 是其功用

蓋硃砂爲八石之祖 氣靈辟邪毒 故鎮心熱肝風除驚却痰

雲母石 甘平 和中下氣 是其功用

鎮下以抑浮氣 故治勞傷瘧痢浮越腫毒

石膏 甘淡辛平（寒） 清陽明氣分之熱 是其功用

石膏爲石氣所結 氣清不同石質 故清氣分之熱 治自汗口渴

頭痛牙痛及肌表浮熱瘾疹

滑石 甘淡滑利 通竅降火 是其功用

其寒滑而利 通便治淋 止瀉（暑）達亂閉 故降心火而定煩渴

芒硝 辛苦鹹寒 軟堅通結 是其功用

蓋赤火之氣入土結硝（古名赤硝） 其用甚捷 而攻堅瀉熱 治燥狂血積疫毒

赤石脂 甘溫而濇 收濕固腸 是其功用

其質重而濇 氣用復燥 故勝濕收膩 至下攝脫 敷瘡斂口

禹餘糧 甘平而濇 固腸攝血 是其功用

其用近似石脂 而不溫 與太乙餘糧亦相似 熱而下脫者宜之

磁石 辛鹹重鎮 引肺氣以納腎 是其功用

其性善吸鐵 其色黑質重而下 故入腎以收肺腸之越氣 定煩

熱驚癇脫肛以及耳目昏迷

代赭石 苦寒 鎮肝熱而伏陰氣 是其功用

其寒重鎮熱 則肝火不得乘脾 故治吐衄崩帶噫逆及小兒慢驚

石硫黃 酸辛而熱 扶陽通秘 是其功用

諸熱多燥 硫黃潤滑 故達下溫命門 滋腸液 治陰毒寒痹

紫石英 甘溫 鎮虛怯而養陰氣 是其功用

石英功數 紫者尤益血分 故溫女子血海 白者亦治肺痿實大腸

副品八味

雄黃　辛溫，劫風痰而殺百毒，治瘧痢瘡疥濕虫。

白礬　酸澀鹹寒，燥濕劫痰，斂涎定驚，理喉痹，皂者兼利濕氣。

食鹽　鹹寒，軟堅潤下，鎮心火燒苦，可涌風痰。

灶心土　辛溫，一名伏龍肝，去濕溫中，治嘔吐效腫，腸寒失血。

鉛丹　鹹寒，墜痰解毒，以鎮浮越熱邪。

鍾乳　甘溫，助陽利竅，通胃下乳汁。

單布　蒸飯久用，受穀熱之氣，可通氣活血，金瘡跌撲方用之。

敗蒲

補草部遺品

仙靈脾　一名淫羊藿，辛平，宣利肝腎，強筋，治痿，利小便。

覆盆子　甘溫，滋五內，潤陰陽，補肝秘精氣。

馬兜鈴　苦寒，瀉肺行大腸，利水除欬理痔。

皮膚屬肺，肺為燥金，皮肉不合，肺燥而虛，燥故干裂，虛故作痒，痒極抓之則痛也。肺主氣分，滋陰養血，無益陽氣，不充於外，更作痒矣。十五日用石斛花粉沙參清潤，是之尊意。新方（新旧）以前涼藥服多，非待涼性消過，心火乃得以平，肺氣乃得以復，其痒退，則熱腫與痛方可除也。今改方照服，三日後再商。前方去花粉石斛，加生耆，減沙參。

生首烏 三錢　苡仁米 三錢　茯神 二錢

百合 二錢　生黃耆 二錢　沙參 一錢

地骨皮 一錢　生甘草 一錢　燈心 三十寸　浮麥 二錢

再服加生耆一錢，加地骨皮五分，加丹皮一錢。

此案與前案，高明者自知。滋陰不敢斂，見與子淺也。

[illegible]

[illegible]

百合 二本 [illegible] 三本 [illegible]

生薑 [illegible] 二本 [illegible] 三本 [illegible]

三日後再[illegible]

[illegible]

[illegible]

[illegible]

[illegible]

[illegible]

[illegible]

[illegible]

[illegible]

[illegible]

[illegible]

[illegible]

[illegible]

[illegible]

[illegible]

[illegible]

類選單方

中風口禁 蘿木乳香煎湯灌之吐痰即甦 ○風痺口禁 雞屎白豆淋酒調服 ○中風不省 側柏葉葱酒調服 ○風癇抽搐 苦參童便酒調服 ○癇症 豬子五靈脂豬心血為丸服 又甘遂末宍入豬心煨熟搗丸服 又小兒癇 人參蛤粉硃砂以豬心血合丸服 ○小兒驚後目斜 人參阿膠丸服 ○風痰 石綠薄荷湯調服 又膽丸僵蚕末醋調服吐痰并治喉痺 ○産後中風 白鮮皮煎湯服 ○又荊芥豆淋酒服 ○風眩 白芷煎湯服 ○破傷風 鹿啣草白附子

## 中風

### 諸風

減半 薄荷湯下 ○小兒驚風 天明精酒煎服加青礬治乳蛾 ○中風口禁 南星薄荷末搽 或烟燻 又南星蘿葉生薑汁猪膽汁調服 ○風痰頭痛 南星荊芥薑湯下 臂痛加蒼朮 虛人換紅棗 ○風痰發厥 半夏防風甘草生薑煎服 ○頭風 半夏百草霜燻之 ○風痺拘攣 威靈仙酒服 并治大腸冷積 脚氣入腹 瘧瘡黑陷 ○破傷風 南星防風末酒搽 ○肉節痛 蒲黃炙木附子末涼水下 ○頭風 川烏川芎白芷甘草細辛煎服 ○破傷風 葛根防風南星煎服 ○風痺結聚 大豆黃卷炒末酒服 節疼使須用酥炒 ○中風逆冷吐水 桂末冷水服或煎臨

○歷節風痛　没薬虎骨末酒服○破傷風　杏仁並或搗絞汁服并

淋瘡上○風痰火痾　苦参二斤童便斗二並減半入陰末煮麪作酒常

服　并治氣塊諸積冷病○風熱臂痛　桑枝並服○一切痰患

炒牙皂炒蘿卜子為丸服○痰飲吐酸　半夏茯苓丸服○痰嗽咳　杏仁

桃仁炒為末蜜丸服下

威灵仙通十二經宣五臟若加當歸芝麻以補血清毒　黄蘆隔最佳　腰下

用大戟麻黄之類惟虚而不根者勿妄用之

浸坑尾片久受陰氣所衝炒為末血餘炭自还神化二物合加水射少許酒服

蒼耳子炒也或加雞子清黄共調之

風痰　諸風

傷寒　時氣

傷寒復發甲冷汗冷服

傷寒喘急　防己桑皮人參並服○傷寒後舌脹　紙參巴豆塞鼻

又生蒲黄擦之

○寒呃　霍香半夏生姜並服　又丁香柿蒂生姜並服　熱嗽　茅

根葛根枇杷葉並服○傷寒喘　紫蘇並服○時氣頭痛　葛根並

豉並服○大頭瘟　地膚子生姜並服　又杏仁末雞子黄調塗○天行火瘡

升麻末蜜小塗之○霍乱死　陳皮霍香並灌○傷寒呃　四花青皮

並服　加葱酒治産後氣逆与乳岩痛○乾霍乱　桃柳枝童便服○陰症

陽易　搗葱酵後服（并炒葱熨臍）○干濕霍乱　蒜塗足心　并治暴泄　赤利白痢任不止

○傷寒膀胱小便不利　茴香湯調益元散服○傷寒暴利　豆豉薤白並服

暑小泄　五倍末为丸　荷叶汤下　後服沙　热毒夜饮　又柏白丸滞　伤化加生　小豚

暑毒泄　雄黄末饭丸服○暑疟　香茹桂枝麦芽煎服○小儿
黄　花粉胡连麝末调服○黄疸有虫　鸡子烧灰醋调服○急黄
白丁香小调服○干霍乱　樟木煎汤探吐○湿痫　自然铜川乌五
灵脂苍术当归丸服　觉麻即止○小儿霍乱　肉果姜汤下○黄疸
茵陈白鲜皮煎服　又以茵陈生姜捣脑○霍乱转筋　木瓜乌梅古钱煎服　又
以醋煮毡裹之○中暑　枯指麻冷水下　咸寒汤下○霍乱脐痛　木瓜片三桑
叶片七大枣个三煎服○中暑昏　炒牙皂多甘草之末服○世广　鸡子连壳烧醋
调服鼻内出虫○急黄　白鸡破开热附胸上冷再易之

暑湿

肿胀

水肿　大麦面甘遂汤调服○产後水肿　防己泽兰蒲煎服○胀满
草果木瓜生姜煎服○风水肿　萝卜子同炒去子汤下　历节加杉
节○水肿　鼠粘子煎服　又白术香薷之服　又附子赤小豆煎服
又花皮椒目之服○肿满喘急　醋炒大豆卷汤炒大黄陈皮为末之服○小
豆皮里　赤小豆白茅根煮食　又赤小豆附子煮食○黄肿　亚腰葫芦烧
末水服○肿兼利湿　冬瓜烧绕汁饮　并治小儿寒热○水蛊　老丝瓜同
巴豆三粒炒去豆　又同米炒　去瓜用米末服　又败瓜瓢以糯米汤浸灸
研汤服

湿泄メ注　蒼朮桂心當歸白芍末之服○小児寒泄　白朮半夏丁香末之服　熱泄白朮黄柏　元氣虚泄白朮益智仁　風泄白朮藁本柴胡○久泄不止　蛇床子祈艾木鼈子為末炒包熨臍○赤痢咽痛　白頭翁黄連秦皮木香末之服○血利　鹿角膠木耳末之服○小児白痢鴨血点湯服○久利　蒼朮川椒末之服○久利垂死　絡石焙羊肝干之姜加白丸服○滑痢　附子干姜黄連龍骨阿膠末之服○血痢　平胃散一匁續斷三年者服并治小児利○禁口利　糯米炒加姜汁再炒末服○老人泄乳香一匁肉果三木飯丸服○小児秋利　粳米粥加干柿餅末　乳母共食之○

泄利

吐利

寒泄　猪大腸茱萸丸服

小児吐乳　石蓮子寒化服并治欬○利腹痛寒　芍薬甘草豆蔻○利不止牙皂子肉白肉炒末為丸米飲下　益急重加枳殻○痢少腹痛熱　芍連末用黄蠟阿膠化丸服○泄不止　龍骨白石脂為丸藿葉木瓜湯下○熱痢下利龍骨益冷服○反胃吐　反毛雞腹納人参当帰食塩煮食○小児禁口利雞内金焼末乳服并治瘡癬口○休息利　炒猪肝与炒杏仁重便煮食之○氣利不止　牛乳並蓽茇服○反胃吐　牛喉管中段酥炙末服　又方五灵脂狗胆丸服　又方柿餅干飯食勿用水○小児吐　半夏、白朮、甘草、仁五々湯下○小児禁口利　萝卜汁加蜜服

肺热向喘 桃树皮芫花 煮布 搨胸上

久咳气逆 紫苑白前半夏大戟並服 ○水喘 马兜铃並服 ○脚气

冲喘 威灵仙汤服 ○痰喘 瓜蒌萝卜子加白丸服 又桔梗童便並服

肺胀喘 薤叶阿胶乌梅並服 ○哮喘 白果麻黄甘草並服 ○

久咳见血 白前桔梗桑皮甘草並服 ○痰壅咳 葶苈知母贝母並服

○夜咳 瓜蒌香附青黛蛤粉末服 ○久痰喘 蓖麻叶藁茶御米

壳並服 ○久咳 五味五倍甘草风化硝並服 ○伤寒后喘 桑皮防己人

参並服 ○久咳 鸡子皮麻黄並服 ○痰喘 萝卜子加皂荚灰丸服 ○

卒咳 梨一枚花椒四十粒煮汤调蜜服 ○膀胱气冲咳 桑木灰凤凰退紫苑

咳喘

痰嗽

麻黄末服 ○齁喘 榆白皮炒並服 又治淋下胎 ○寒咳 黄蜡为丸蛤粉

衣 胡桃一枚姜同服 ○痰嗽 百药煎黄芩陈皮甘草蒸饼丸服 ○肺痿咳

蛤蚧鹿角霜阿胶犀角羚角阿水並服 ○小儿哮喘 鲫鱼自便浸红色

煨食 ○痰咳 陈白蚬壳研末饮下 ○久咳 蝙蝠去头足烧末米饮下

并治久疟鼓瘰疬 加人中白金慢射香 治慢惊风 ○久咳 红枣百枚

猪胆子三十个同汤饮

痔血 醋煮小豆浸服
血淋 田葱浸湯服
便血 蚌茄子浸服
又方 蝦餘瓜
槐花浸下
血崩 加棕灰
嗑血 桑葉末 冷水服
又方 舊錦燒末 米飲服
秀治喘
血淋 藕汁
潤髮不明
吐血 熟鶏卯將其蒸研服
血症

劳心吐血 糯米 蓮子心七个 為末浸服 ○腸風血利 皂角 槐花 枳実

並服 ○癰瘀吐血 馬勃末飲下 ○牙血咸茶 人参 麦冬 石斛 並服

○血下便紅 山查 艾葉 為末之服 ○血淋 芋根煎服 ○便血 茶葉 箬葉

灰糯米飲下 浸鍾箬葉 治血淋 ○八九日小兒尿血 生地汁点浸蜜服

癰服下血 生地 熟地 白朮 枳殼 ○衄血 以紙拈香油刺鼻取嚏 又白干

麵食鹽冷水下 ○婦人血厥 白薇 当歸 人参 甘草 之服 ○折傷瘀血

刘寄奴 元胡 桃仁 骨碎補 童便浸下 ○衄不止 鱉甲 熔新 同炒 熟地 並服

○病後衄 熱 牡蛎 石羔 末浸服 ○腸紅血 山查 艾湯下 ○便血 柿餅灰水服

血症 婦人
經產

經不通
下係爪白
鸽蟲為丸
曲物湯下
經不止
槐蛾炒合
赤石脂末
湯下
咯血 杏仁
青代 蛤粉
秦入柿餅
煨食
産後血瘀
桃仁 廿艸
蒲三个 芝
服

婦人五十經行 醋炒黄芩 夫炒防風 為末丸服 ○婦人血結 牛夕 炒干漆

生地汁丸浸下 ○癥瘕 商陸根浸煮一兩熨之 ○産難 人参 乳

香 硃砂末 雞子白与姜汁調服 ○子腸风 当歸 白芍 防風 湯起 石羔

服 ○産後舌出 以半夏吹鼻 硃砂搽舌 仍驚之 使氣回舌縮 ○婦人口糜 地骨皮

紫荆 丹皮 之服 以薔薇根枝漱之 ○婦人血瘕 鱉甲 大黄 琥珀 為丸

湯下 ○産後遺尿 白薇 白芍 黄芪 之之服 ○産後陰腫 澤蘭湯洗 蛇床子

炒熨 ○胎不安 黄芪 糯米 川芎 之服 又炒蒲黄井水下 ○孕婦水腫

天仙藤 香附 烏藥 蘇葉 木瓜 陳皮 之之服 天仙藤治疝氣 又治痃癖痛

○下死胎 夜明砂浸服 ○血崩 羊肉 生地 浸煮服 ○産後渴 蓮子心米飲下

産後二便不通 桃花蕊十個 石枇杷葉葱湯下

逆産 灶心土 伸退炭灰湯下

死胎 黑毛雞骨同附臍下

産後血暈 荊芥末 雞子清調服 又方 五靈脂半炒半生 酒服 炒過當歸合服止經血

通經 炒蚕沙酒服

○子死或雙胎一死一生 蟹爪一升 甘草二尺 黄柴一束 河水煮 代阿膠服○

横生 兔絲 車前 湯送服○産後虚绝 續斷 益 加童便湯服○

○産後腹痛 鹿角炒研 豉汁服 亦下死胎 角灰溫酒服 治腹痛

乳结 漏芦 灶心土 瓜蒌之服○胞衣不下 牛膝 冬葵子之服○産後

發狂 四物加青代之服○産後汗 夫子 牡蛎 羊肉湯下○胎瘧 夜明

砂研 冷茶服○胎痛 琥珀 硃砂末 金箔 麥冬之潤服○难産 香油合蜜服

○胎動下黄汁 粳米 黄耆之服○産後痛 莧菜 粳米煮食○难産

豆豉 青布包煆赤 加射 燒秤錘漬湯化服○胎行經 赤小豆末湯服○胎逆

青蒿 葍 飲汁○惡血攻心 荷葉末 童便服○孕傷寒大熱 荷葉 蛤粉 井水

服 芥塗腹○産後腫痛 煆干漆 炒麥芽 湯下○血崩 棉花 棕灰湯服

○胎漏下血 雞子黄十四个 以酒煮入粥服○胎腰痛 雞子留黄 入黄丹五分 煮服

婦人

小兒

禁口

痘瘡 脱肛

小兒飲食不佳 厚朴 芦根之服○小兒瘡 鹿角研小服○小兒浸淫瘡

大小劑末 小調搽○小兒疳脹 漏芦末 猪肝食○小兒中惡 劉漆

左壯蛎 益服○小兒驚口 南星醋塗足心 男左女右○小兒腫 蛇床子塗

遺食之○斑疹不快 鉤藤 柴草之服○小兒瘧痘 連翹 脂麻末服

○小兒口瘡 黄柏 貝母 蜜調搽 又五倍 青代 銅菉末吹之○臍瘡 臍腫

荊芥葱洗 仍以芥炭搽○停耳出水 枯矾 冀吹之○虚驚 人參 黄芩

益服○小兒陰頭腫 木香 枳壳 甘草湯服○小兒脱肛 縮砂 煨猪腰子食

腫喘不治○痘疹入目 淫羊藿 威灵仙之服○潮熱盗汗 柴胡 胡連之

服〇小兒驚風 夫炒枳壳淡豆豉 急用薄荷湯 慢用荆芥湯下 〇小兒狂躁

栀子仁豆豉煮之服 〇兒臍不合 燒車脂塗之 〇慢驚風 全蝎白术麻黄薄

荷湯下 又方 經淵蝎末納石榴壳中煨成糊 金銀薄荷湯下 〇兒夜啼 蟬退

下截薄荷湯下 〇初生口禁 蟬退全蝎輕粉乳汁下 〇瘡痒 蟬退甘草服

傷風

〇撮口風 温生蚕後汁服 炒服通小便 加經起瘡瘤 〇急驚風 五福化毒丹加蚯蚓一条

薄荷湯下 〇下寸白虫 馬齒莧煮加鹽醋食 〇小兒寒熱病 煮豆豉搽胸 令汗出

背五心兒毛念 〇小兒木舌喉痒 蛇退灰乳服 并治吐逆 猪脂调塗解顱 〇小兒

小兒 臍

咽腫 鯉魚膽调柴灰塗项下 〇腦瘡髮如穗 鯽魚膽滴鼻 〇羸瘦 雞肋

酥炙研末飲常服 麴陽加生地 〇小兒淋 蒜豆豉蒸一捣丸服 〇小兒遺尿 雞

肝桂末合服 〇慢驚 血竭乳香溶為丸 薄荷湯下 〇瘡瘍 絲瓜煎甘草

三十服合湯糖干服 〇盤腸腹痛 乳香没药煮之服 〇痱熱毛焦 五靈脂

胡連猪膽丸服 〇客忤天吊 壁魚塗乳上吮之 〇腹脹青色不治 可死用

定粉同鹽炒色变塗腹上

睡中轉筋 男子以手挽腎子 左痛向左 右痛向右 婦人挽乳

胃脘痛 以蓼汁合藍傾杵丸末服 淡豆豉煮服

痢疾 一千立夏前薄荷晒干入燒酒内存之 服三分

蠱脹 烏魚内加皂丸二分 煨熟打爛 晒炒為末 米湯服

噎膈 橘子一个 胆丸一下入内 塩泥包煨為末 服三下

黄疸 核桃十三 红枣二十五 里丸五个 捣丸豌豆大 每服九丸

脚氣　巴戟大黄丸服　○脚氣冲心　杉木檳榔末童便服　草烏大黄[illegible]調敷脚

○疝痛汗出　沙參酒服　○小腸氣　天冬烏藥煎服　又巴戟小茴蕎麦丸服

○脚氣　蘿卜湯浸足　仍以干末入襪内　○疝偏墜　大小茴入猪脬内煮熟服

○久疝　吴萸[illegible]酒醋童便[illegible]各[illegible]炒[illegible]丸服　○脚氣攻心　杉木橘葉檳榔童便煎服　○脚氣　皂角赤小豆敷之　○水氣足腫　葱湯洗之

○久疝　麻雀連毛納金絲礬[illegible]煅末酒服

針眼及皮生瘡　櫻桃核研水塗

耳膿　棉花蒂末吹之

乳蛾　火硝白礬[illegible]吹之　若喉内生瘡吹之

口瘡　烏梅一个[illegible]

青腿牙疳　[illegible]

患者宜[illegible]加[illegible]

脚氣

咽喉口齒

喉痹　石蟹磨水服并塗手外　○乳蛾　蓖麻仁荆穗丸含之　○牙痛

霍亂　防危醋煮漱之　又松[illegible]茶加鹽搗搽　○咽痛　蛇退灰馬勃含嚥之

又馬勃焰硝含嚥吹之治咽痹　[illegible]丸治骨硬　米飲下治[illegible]吐血　○瘰疬　萬州黄藥泡酒飲消即止　○鼻塞　白薇百部款冬貝母煎服　○喉痹　馬勃焰硝末吹之　加沙糖服治失音　○項後核腫　山藥蓖麻子搗搽　○舌瘡腸痛[illegible]

[illegible]含哽　○失音　杉木灰漬水飲　○喉痹难藥　干漆燒烟吸之　○牙宣出血　絲瓜藤近根三尺煅搽　童便漱之　酒服治鼻出黄水　○喉痹　炒[illegible]加桂含嚥　並治痰嗽失音　○喉痹　炒牙皂吹之　外醋調塗　又方僵蚕生麵白丸薑汁灌吐

○喉痺恶疮・壁钱蛛窝七个 白矾七分 烧吹之 带蛛二个更妙

牙疼 火硝壹钱 冰片一分 雄黄六分 擦之 火硝 攻(?) 元明粉

舌背 玉簪花 金科 梯(?)附之

疳 蚕蛾附之 马桶内碱涂之 麦芽 大饮 香油

恶疮日久 陈石灰研 鸡子清调丸煅 为末 入麝汁搽

治金疮治毒 烂 收口 白蔹(?)三钱 元明粉 赤石脂(?) 枝仰末 龙骨末 各八分 共调

铁扇散 治金伤出血 黑松香 黄松香 白矾 陈石灰 各一两 象皮 龙骨 各五钱

为血流不止 以扇轻扇数下 血凉则止

大毒 龟板涂黄脂烧研 酒服四钱 并治乳痈 黄蜡

疔毒 患人耳垢 齿垢 指甲末 并烧 刺疔破涂之 外以津唾 湿帛盖之

冻疮 鹤蛋水洗 螺壳灰油涂

臁疮 牡蛎四两 甘草一两 为末 食后茶服二钱 牛粪中灰油涂

秃疮 棒疮 疥烂 香油二两 白蜡三钱 化入藤黄末五钱 贴

疳子 以茶叶 菖蒲 煎汤洗

孕妇心痛 元胡 当归 乳香 甘草 各一钱 小服不止 油烧鱼膘末 酒下

口齿

劳疟 乌梅 豆豉 柳枝 甘草 生姜 煎服 ○疟 半夏 白叩 甘草 生姜 大枣

葱煎服 ○白浊 黄连 茯苓 补骨脂 煎服 ○寒疟 油炒良姜 炮姜 猪

疟淋

胆为丸服 ○血淋 芦根煎服 小便不利加猪苓 ○老人淋 小麦 通草 煎服

座痒淋 大麻仁炒煎服 ○白浊 萆薢 石菖蒲 益智 乌药 煎服 ○白浊带

下 荞麦炒 鸡子清丸服 ○老疟 龙骨 酒服 取汗 ○淋秘 牡蛎 黄柏 小茴

利

煎服 ○滑利滑泄 乌鸡腹内入肉果一分 草果二枚 煮食 ○砂淋 鸡屎白 鸡

胆汁合酒服

并治诸脐毒。○阴茎生疮，豆豉、蚯蚓泥涂之。○疮毒攻心，茶叶一两。

乳香三分、甘草三分、[illegible]一钱，煎服。○疔毒疮毒，黄蚬子捣如泥。○赤里。

[illegible]至疮，羊肚烧涂。○臁疮，樟皮、灰、杏仁、荆穗、杏仁、甘草煎服。○疔

毒，刺破，以葱蜜涂之，疔出以热醋洗。 下句

春苗

胎毒赋

乾男乳元资始，坤赖以为生，坎液作济离阳而立命，肝脾左右循环。

气血内外而敷布。小儿阳强，乃阴精未[illegible]配偶，婴童胃壮，故肌肤频似[illegible]

元实，疮疾时疫而发，百骸一齐振动，毒之积衔，皆以化元气[illegible]使[illegible]

元气[illegible]偏[illegible]虚[illegible]有[illegible]元气[illegible]颜败而[illegible]虽发热[illegible]

[illegible]假寒食积痰火[illegible]而疹微，又察痘毒阴[illegible]成[illegible]气息鸣[illegible]

[illegible]外感，饱闷嗳腐[illegible]结[illegible]伤食，肝火乘心，赤[illegible]而溺赤，胃火灼肺，鼻燥不[illegible]

上热痰[illegible]咽喉痛，寒痰[illegible]喉音；若夫[illegible]乱，又因痘毒而害，大肠便闭[illegible]

[illegible]阴虚者[illegible]热[illegible]液少不[illegible]阳症者，阴寒伏土，肢逆而吐泻昏

[illegible]热复神昏目倦[illegible]而[illegible]病热[illegible]

气已[illegible]润营[illegible]手扁[illegible]苍老[illegible]为气滞，[illegible]细[illegible]色

[illegible]仍是气疏，大小参差[illegible]而不[illegible]向[illegible]化[illegible]难[illegible]一样齐

出者[illegible]气不拘，细碎稠密者，卫气[illegible]营[illegible]根[illegible]与攒簇[illegible]气不至

[illegible]极[illegible]最忌[illegible]耳枕[illegible]肌肉必含[illegible]限，那[illegible]颈项，阴阳不[illegible]

灯焰隐身红，伏毒难[illegible]，平塌多[illegible]目窜[illegible]形[illegible]

痰[illegible]头倾，阳气已失，汗与颗粒同来，表[illegible]血[illegible]乱而恐[illegible]

[illegible]者，难阴而青，颜黑者[illegible]而痒不[illegible]神[illegible]而

[illegible]不[illegible]颜败[illegible]三日出齐[illegible]

[illegible]寒热[illegible]先[illegible]

[illegible]

[illegible]

[illegible]

一生有黑晕，[illegible]形[illegible]
遍身[illegible]

[illegible]

○○○ 胃热[illegible]肝[illegible]亦有[illegible]

[illegible]脾湿[illegible]

若夫[illegible]疹可[illegible]出而[illegible]疹形[illegible]

雜骨哽 雞不出血 豬肉金燒 灯心烧炭 蛋吹之

接骨方 灵脂一两 茴香五钱 入煮米粥 内先搽乳 香末再附 其米粥扎定

抓傷小瘡 耳垢封之

针刺肉者 甲末酸枣 捣封之

諸傷

雜治

金瘡血 柳絮附之

少食不甘 节根粵朴 五爪

打傷 金名異湯服 ○骨傷 金名異 甜瓜子 翻毛 沒藥 湯下（痛加䗪虫 乳香 自然铜 为末 好酒调下 一二钱 立定） ○外用黄米

猢狲末敷之 ○骨硬 醋煅礞石 陈皮 研末丸服 又白芷生夏水丸含嚥

○湯火傷 刘寄奴 糯米汁搽 先搽鹽不痛 又大黄冰片搽 ○物哽 王不

當黄柏 蒸餅丸 青黛衣 又蓖麻仁 寒水石 搗合之 ○刺傷水腫 韭菜 搗塗之

○打撲傷 煨葱附之 頻易熱者 又方 以茶一盞 炒赤 杉木皮燒水敷之 ○魚骨刺

肉 荔枝末塗之 ○誤吞針 蚕豆 韭菜同食 ○湯火瘡 韭白末 蜂蜜調塗

魚骨哽 鯉魚脊一路廿八鱗 煅水服 ○誤吞銅錢 燒鵝毛 煅研 不如 柔米水（羊脛骨灰水服）

服 ○跌撲傷 雞連毛搗附之 寒痛欲吐再換 雞血合湯服 ○竹刺 頭垢封之

氣力不加 肉蓯蓉 鯗魚 以黃精汁為丸服 ○脫頦 南星薑汁塗太陽 ○烏

鬚 麻油餅四兩 鹽五錢 生地四兩 取汁共熬 濃泥 巴炒赤 搽牙後 飲滾湯 ○老

幼食肉 炒大麦煮飲 ○烏鬚 蝌斗末 合桑椹汁 埋百日搽 又馬鬃一

以雞血加墨汁 養四五日 煅末調搽 又馬鬃雞血 埋二月 化為水 以豬膽皮裹指

攻積 ○便即脫肛 蝸牛炒研 磁石煅 湯下 ○二便不通 陰干蜣螂 大便

用上段 小便用下段 水服 又小便不通 壁魚 髮灰 滑石末 水服 ○二便閉（又梔子 大蒜 搗貼臍）

皂角末 米飲下 或安桶 燒煙之 ○呃逆 荔枝核燒研 水下 又石蓮子炒

陰囊水下 ○大腸虛燥 火麻仁 從蓉 沉香 丸服 ○中惡昏 海桐皮 之灌

瘡　　楪治　　虛勞　又　　勞

○瘕瘕　醋炙鱉甲末中丸調服　○痰積肉積　恰朴一分巴豆七个同炒

去豆　醋丸湯下　又治男子臍腹痛茴湯下　女人血氣痛童便下　○氣噎

雞嗉連喉管燒末木香沉香丁香青皮丸服　○濕積　雞腸及薑根丸

服　○陰囊牵大　雄雞肋上大毛燒服　左用右右用左　水調服亦治音啞○

疾血結　五靈脂半夏姜汁丸服　○徽骨瘡痘　狗糞灰塗之　狗糞中米

薤白治噎食　○竹木刺　以鹿角灰水塗之　治肉治筋骨痛　合髮灰治小兒刺

○髮眉脫落　生半夏津塗之　○上生不生　雄鼠脊骨末塗之　○小便多

萆解為末　○醋心酸腹　胡桃干生薑嚼服

傳尸勞　柏仁枣仁山萸干漆炭丸服　有瘀以桃仁湯探吐　○虛損自汗　大炒

陳浮麥煮服　盜汗再加以苦人參　○虛汗不止　黄雞一支麻黄根牡力從蓉

各一两入腹煮食。○勞骨蒸　猪脊髓胆汁童便入韭汁柴胡烏梅胡連

末蜜[illegible]○勞病　青蒿猪腰煮化点桂末服　又羊頭一个稻草煙熏加華

撥胡椒豆豉葱白煮食　○尸瘵勞　桃仁煮飲吐之　○冷勞黑瘦　桃仁百个

莫英三个炒黄為公桃仁廿个　○火欬成勞　枇杷葉桑白皮紫菀款冬木通桑皮等

个大黄少許丸服　○傳尸勞　炒川椒莖餅丸服　并治虛勞　○冷痰虛損　附子

沉香丸服　○心虛怔忡　茯神沉香丸服　○五勞　干漆山萸柏仁枣仁丸服○

傅尸劳　桑柴灰一斗，仍以桑木淋之，取清汁，煮小豆煮饭，同鹿肉食，羊肉亦可。

○心虚胸汗　茯苓艾汤下　○阴虚　鹿角末十分，生附子末三分，汤服○

秀实赋

原夫虚者不长，羸马驹，努力、跌仆不实，风湿气以深沃，迁延精血、髓损，乃是阴亏。
相火炽，火升而水不化，气血散溃，液失而气不归，肉痛而补红，头晕之兆，气喘薄嗽，多
燥之咳。痰伏肉，果热无云，干而阳浮越，头晕防暴，胃阴偏而脾阴大亏，莫以不寐。
为实，其虚形不甚，枝休眼目而作者，须察体形，前头上数颗斑，终亦不成终。
红，唇之舌紫，立之，天夜不起，世之殃，传劳之至，肝气不能运，中胞，苏子见之。
羸而羸期，变至，气悸，鬼魅、偶鬼，飞尸传注，血癖，寿结变，素有留腑之毒，颜色
不食，胃虚其败，饮嗽，痰传，肺受邪侵，淡渍，日但劳之有，乘寒之神，阴衰
人败，後衔之，晋，寒之困，六日不克，劳，骨蒸，外五八日火中泡，咽已不成，大痹属虚
抓破多血而烦燥，牡蛎膩液，平妆与赤，蛔虫，疮瘠色白，色枯，虚劳气血病之里，硬四肢
颊别衔营，须病之痕者不治，劳瘵腥淡，虽难医，至于音哑咽喉，因属肺金颓败。

又杂治

漆疮　以杉，蟹壳，樟脑俱治　○灸疮　猪脂、润燥，白末涂　○阴火　大黄汁，片筝
涂　○火烧昏迷　人尿灌之　○烟熏昏迷　萝卜汁灌之　○中盐物毒狂躁　支

冷服、痛，里铅、痛中服

若夫痨病，自早真元大亏，于喉不食，四五月而胃弱，脾气，头额闭日，八九日朝而肝心欲亡，彻夜不眠。
阴维，阳维不交，阴气热汗如雨，浮阳已离，其阴夫，寿亏且多，言当防心火骤变，口白咽燥，与气喘，上冒其胃。
附结留，因痰见，烟虫而内冷，脉微者，脉眠，动中寒，寒颤，防急暴中气，主而不济，枪悸，切齿，阴败，肝木
痰，筋血昏，缠闭目，多神，脉地，病而低，病废音哑而肺败，盘痛抽搐，以肝绝终。
危成坏，乃为虚患，终毒溃，烟郎，阴败，疮，大牟，痘症多死，对之，寒，医人每退为毒气。
故深明杂病之根源，乃皆虚损，须知溃毒与金镜，读此，终不信从。
（旁注）此表形之，前视而值，喜微衰，经败，休将攻伐，当有病，难，为毒，肾痛，难治。

△人形丑形毒，浮剂不难，为凋用，实形，实症，攻伐亦为识劫。

衣不下煮小豆小麦服

未足月死胎 酥煮黑豆服五下

難產　半夏白斂瞿麥滑石等分末服（難產佳）　横生二服　倒生三服　子死四服（胞衣不下服）　又方酥

煮黑豆一合服　胎下死胎　又方榆白皮煮服　○難產　燒車釭油浸服　兼治

胎落腹痛欲死　○死胎及胞衣不下　炒蟻垤土熨心下腹上　又方牛屎塗腹

上　○胎落中毒　燒故鼓皮浸服　○產後惡血　搗藕汁服　○逆生　灶下

黄土浸服　○傷血多　甜瓜子仁末服　○難產　燒車釭上脂浸服　并治欬逆

又方吞槐子十四粒　又方半夏白斂赭石瞿麥末服　横生二服　子死四服

治諸積癥瘕瘀塊不傷正氣方

甲魚一個重六兩四錢　紅莧菜六兩四錢　桃柳桑槐榆枝各十寸　香油

並頭去粗　用淨油一斤加炒黄丹四兩半　熬膏攤貼之

又婦科

又兒科

兒生即死　視上腭有泡以指摘去帛醮血盡勿使入咽　○臍不合　蜂房灰傅

之　○噤口不乳　雀糞炒服之　○腹皮青　浸令胡粉塗之　或灸臍四傍

○累眠欲死　半夏末浸服　○发黄　土瓜根搗汁服　○客忤　射香塗乳哺

誤吞銅鐵　又蒿豆服

又方火炭　以去灰研　水浸服

合蚁環食　白糖一斤

吞針　食肥肉或服磁石末

○誤吞針　吞磁石一豆　或活磁末糊丸服　誤吞銅鐵　艾蒿豆服（又食白糖斤許　食肥肉亦可）　誤吞髮

髮灰研服　誤吞環　燒鵝羽毛二七个服　○下部赤丹　桑皮濕浴之　○菜

萸丹　赤小豆末附之　○疹隱身癢　蕪菁子末浸服　蚕沙水洗　○身面生瘡

榆白皮浸附之　豆豉搗白蜜服　○赤白利　生地汁服　○陰囊腫　防風丹皮末

浸服　○注泄　蒺梨豆服　○瘧　鹿角末服

霍乱 烧旧木梳汤服○霍乱渴吐 生姜四两或良姜一两煮服○霍乱 桃叶或梨叶煮服○霍乱大泄 艾煮服○转筋 醋煮蓝布贴之 又方灸踝子骨 又方灸脐上一寸六○霍乱 扁豆香薷煮饮○卒心痛 桂末汤服 豆淋酒服 霹雳酒服○腹中卒痛 生半夏汤煮服○干呕 生姜干姜煮服○呕哕 芦根煮饮

食后吐酸 干姜吴茱萸汤服○消渴（重热） 浮萍花粉乳汁丸下○热渴头痛 茅根煮服○消渴 生地黄连煮服○消渴夜尿 鹿角炒末汤服○吐泻生风 茯神、枣仁、钩藤、全蝎、白芍、甘草、竺黄、羚角、生姜煮服

又霍乱 [illegible] 呕渴

又淋疾 便血 痔瘘

诸淋 细白砂炒热淋汤饮之 又方蒲黄滑石末服 葵子末服 炒盐贴脐○石淋 车前子空心服一升 又方桃胶丸服○血淋 大麻根煮服 黑豆煮汁服○尿血 胡麻叶汁煮饮 汤煮当归服 发灰汤服○五痔 熊胆涂之 槐根煮洗之○脱肛 蒲黄猪脂搽纳之 或朴猪脂亦可 煮铁汁洗○痔 黑牛尾毛烧末汤服 童便点墨煮服

卒死气厥　牵牛临面以盐汁涂两个牛舐之　捣韭汁灌吐不纳滴鼻中

灸足大指丛毛穴　车釭脂温灌取吐　○中恶　盐汤探吐　小便不通　烧笔头七

杖疮下　○金伤血痛昏闷　雄黄汤服　○肢痛口鼻出血　鸡屎白青麻汤煮

服　艾汤服　○中恶心痛　苦参以醋煮服　○舌强不语　白丸桂末安舌下　○虫

心痛　鹤虱末蜜汤下

又中恶
卒绝

诸伤

狂犬伤　韭汁饮之　地榆煮汁并附之　虎骨末附之　热牛屎附之　○针

入肉　象牙末附之　磁石末附之　○虫入耳　川椒末醋调滴之　葱汁滴之　○目眯

吞香砂一粒　○蚰蜒入耳　牛乳灌之　○竹木刺　以牛蒡根附之　鹿角末附之　头

垢附之　○堕伤　炒黄土包熨之　勿大热　饮热尿　○金疮烦满　赤小豆醋煮

肉　柳虫附之　磁石末附之

口疮以胆矾少许搽之　僵蚕闭塞　兼之　煮之　沸

鼻疮　枸杞根汁合白汤饮　加蜜涂之

白带　冬瓜仁酒炙末小服　蝉蜕　罨以　汁　浸服

大疮以三角灰炒附冷易之

痰核 核桃劈開去肉一半入全蝎令泥封煨灰末酒下 ○瘡信 化瘡膏点信

少許貼之瘡時穀再服破傷藥 ○二便不通 葵子竹葉煎服 或用葵子榆皮

○大便难 阿膠葱湯化服 ○小便不利 車前子桑皮煎服 紫菀末服

甲魚莧菜膏 誤寫之前婦科方後

急心疼 山羊血一錢 燒酒下 淡之後五木煎服

膈食脹 老葱麻布包入灶鍋內七日取出竹刀去皮晒干為末酒下

脘下頭顱 口含烏梅

小兒口瘡 陳白螺殼加兒茶吹之

下氣 紅麴煮陳酒至腐食

背脊 金櫻子二錢 核桃二個 研碎服

陰毛生瘡 白果嚼塗

臁瘡 桐葉 灰 川椒合搽

又 結聚 二便

又 口齒 耳目 手脚

虫牙 白馬溺錦紋米大納孔中 ○病後目昏 羊膽点之 ○每日吞小里至二七

千明目 牛膽納槐子每食後吞一粒明目里髮 ○久聾 故鐵卅斤煮水飲

耳聵 硃砂石膽醉以帛裹硃砂納耳中 ○耳聾 松脂化入巴豆末為丸納耳中一

日一易 又方菖蒲附子末油合帛裹納耳中 牡蠣小便煅 硫黄雄黄

帛裹納耳中 ○脚氣入腹 吳萸木瓜煎服 ○停耳 桃仁搗汁滴之 ○牙痛

獨頭蒜輕輕搗如硯壳內 將手大指挺向上其硬筋下凹處是穴以壳合之

左合右 右牙合左 起小泡念

半身不遂　炒蚕砂袋熨之○百種瘡　灸大椎背兩傍二寸穴○諸瘡　枳実調

茄湯漬飲　又方煉松脂投水廿次丸服足疼（並治歷節）○瘡腫　桃仁研湯服取汗

小腹脹大　葶藶蒼耳子末服　又方樹目流水煮末湯服　又方大棗七枚胡

芦穰棗核大共搗丸服一時許再服小水利再服即止（葉城大半）　又方牛屎以燒石投之服

○破傷風　厚塗杏仁泥以相油燭照之○漏肩風　孔樓々熬膏入桂射末貼（不知）

之上用炒鹿角（末）熨之○足腫衝上　赤小豆煮汁漬足○瘡疹　側子末冷

湯服

腫疾　又風疾

虛勞　喘嗽

虛不眠　酸棗楡葉丸服○虛勞　鹿角枸杞熬膏湯服○哮喘

韮汁飲之○欬滿多唾　湯煮皂莢服取吐之多以酢飯止之　又方姜汁

熬加砂糖服　又方皂莢白糖丸服○久欬　百部根熬濃服○欬嗽　杏仁

核桃各五个去皮搗濃水搾汁入冰糖末五个早晩服○寒欬逆　熟天雄

末湯服○久渴心煩　竹瀝飲之

觀音寿濟丹　當歸一兩　天麻二錢　木香一錢　益智[illegible]　[illegible]霜五分

治婦人百病　[illegible]五錢　[illegible]

蠱物瘡 白楊枝鐵上燒取油點之 敗醬根灰附之 ○諸瘡被忌 白
芋灰附之 ○頑瘡 馬齒莧搗附之 ○惡瘡火焮 干馬糞煮汁洗之
蛇退灰猪脂附之 ○代指痛 地榆湯漬之 花椒湯漬之 ○手足指痛
蜡香油點蜜附之 ○漏瘡 蜂房炒猪脂塗 ○鼠漏 地黄猪脂並先以桑
木灰水洗過搽之 ○瘰癧漏 雄雞屎猪脂搽 ○癬 艾醋塗之 白部末
麦面作餅熱附之 ○瘿 海藻末麦面以醋合炒末湯下 ○发背 豉灰湯服
鐵銹水服 醋滓芝袖合牛油附之 猪羊脂切片貼之熱則易五六十次 ○毒
腫大痛 蓖麻子根附之 ○疔 鐵銹人乳附之 ○石瘡如石 生商陸根搗附之
○瘡腫不瘥 雞毛三七个燒服即瘥 ○瘡瘥不合 嚼大豆附之 黑芝麻
炒末附之 ○瘡肉中如眼久不瘥 附子片火灸之 ○湯火瘡 酸醋浸之大妙
炒白糖灰附之 油（香）潤梔子附子 ○瘡因風寒水襍腫痛 黍穰焉
燒桑枝燒烟熏之汗出愈 ○腸瘡 雄雞項毛并糞燒末湯服
灸肘頭銳骨上 ○乳瘡 燒葱搗附之 芫花煮雞子食并湯出岩瘡
○臁瘡 象皮錫朴硝朴末以油芝菜白蜡調末附 先用花椒湯洗過 ○
濕毒流注 烟葉炒和紅糖附之 ○瘡疱熱毒（初起） 白菖蒲節加通草煎
生芪甘草之服

治瘧疾　用硃砂筆在項後大椎骨以下順寫此符，即披衣蓋之

符式　巛勅令　先斬廿四回首

治乳瘡　兩手掐三山訣，架婦人頭上，箭一支向太陽，誦咒七遍，吸氣吹脊与患者戴之，隨男病之左右，或挿左右門後亦好

手三山訣　大指中指小指直對之，食指無名指屈之，兩節相对　大指中指捻脊

咒曰　一學青天　青春女子受難患　達摩祖師在灵山　我佛一口吹散

治揭盤　用黑筆重疊加寫患上〇穀雨日穀雨辰奉請穀雨大將軍茶三盞，酒四巡，送血千里化為塵

又法　用雞頭訣，大指無名指相对，二三五指皆屈握之，向土地重疊畫七圈，誦咒七遍，捻中心土安患處

咒曰　嗟唏喇嘰　娑羅摩訶娑

〇

保治

治瘡皮瘡　蒼耳子末，豆淋酒服（僵蚕亦可）〇白癜風　白附子、硫黄、茄蒂蘸擦〇癬瘡用艾葉灰醋擦，又百部炮煙之〇疥　用冬瓜藤水洗　大楓子、黄柏、輕粉擦之

〇坐板瘡　用絲瓜灰，燒酒擦，又嚼胡麻擦〇手瘵裂　手心腹堅痛（眼）家中

治恋　用食塩炒黄，童便調服一大碗，吐則即愈〇鷲孔　醇酒灌之

## 奇疾

雅產　桃仁劈開一片寫可字一片寫出字合呑々○又方蓮花瓣上寫人字叅呑々○瘧疾　取棗一枚呪曰吾有棗々一枚一心歸大道優他或優降或劈火燒々咒畢吹氣与食々○雀瞇眼　每昏鶯起宿雀祝曰紫公紫公我還你暗你還我明七次愈○蠼螋書　地下寫五字取中心土搽々亦治中惡　又畫蠼螋形刀剖腹上土塗々○小兒夜啼　取燒殘柴一塊切平進處硃書之撥火杖向上之床下天上五雷公著來作神將捉住夜啼鬼打殺不要放急々如律令勿令人知安床脚下

一老嫗腹下生瘤如瓠久而潰爛用長柄胡芦燒存性為末搽々愈○一人項後筋急不可轉側自午後發黃昏退日久不愈用木瓜二枚去瓤每个入沒藥一兩乳香半兩蒸三々次搗爛取三五匙生地汁煮酒服漸愈繼服郁李丸此肝腎風寒也○一人遍身肉出如錐痒痛不食用赤皮葱燒灰淋洗淡豉湯飲々愈○一人目不閉眉自動喚々不應而能食用蒜搗汁酒灌々愈○一婦產後垂下肉綫長二三尺觸々大痛用熟帛輕托送入產戶以老薑（薑）搗爛加麻油拌炒就近熏々一日縮入愈○一人毛孔出血皮脹如鼓用薑汁合水灌々愈○一人寒熱不止四肢堅硬如石扣々有聲用吴茱萸木香煎服愈○一婦經行下

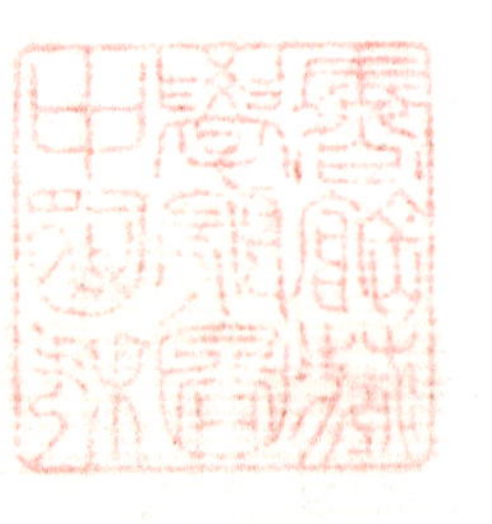

# 總序

『上醫治國，中醫治人，下醫治病』，古有明訓。中醫藥學以天地一體、天人合一、和而不同、以人爲本的思想爲基礎，深刻體現了中華民族的認知方式和價值取嚮，承載着中華民族傳統文化的豐富内涵，是我國文化軟實力的重要體現。習近平總書記在系列重要講話中，多次引用中醫術語、運用中醫妙喻，闡述治國理政的理念和方法，準確而傳神，深刻而生動，展示了中醫藥文化蕴含的哲學智慧和思維魅力。

二〇一六年二月十四日，國務院總理李克强主持召開國務院常務會議，指出傳承中醫藥優勢，發揮其獨特作用，可以更好造福人類健康。會議確定要促進中醫藥和民族醫藥繼承保護與挖掘，搶救瀕臨失傳的珍稀與珍貴古籍文獻，强化師承教育，大力培養中醫藥人才，提高中醫藥應急救治、防病治病能力。

中醫藥保護與傳承，中醫藥産業創新與發展，中醫藥古籍文獻整理與保護，已經成爲國家重視、各方關注的重要議題。中醫藥事業及古籍文獻整理與保護領域工作者們迎來了期盼已久的大好時期。

根據《中國中醫古籍總目》的著録，存世的中醫古籍有一萬三千餘種。這些文獻跨越了從先秦到晚清二千餘年的歷史，成爲人類社會極爲豐富的一筆知識財富和遺産資源。中醫古籍以圖文形式記録了中醫學數千年來積累的理論知識和臨床經驗，相對於其他學科的古籍，不僅具有珍貴的文物價值，而且具有重要的實用價值。中醫古籍得以流傳至今，得益於歷代學者的不斷整理和研究。

然而，由於歷史悠久、自然灾害、保護不力等原因，在現存萬餘種的中醫藥古籍中，大多數存在殘破、蟲蛀、濕浸等問題，有四千餘種已經成爲孤本，甚至面臨湮滅的危險。因此，如何利用現代出版技術，對優質珍貴古籍進行還原性出版，再現古籍的版本及内容價值，是中醫研究和圖書文獻信息工作的重要課題。

二十世紀九十年代以來，日新月异的現代信息技術被廣泛應用於古籍

整理、開發和保護，改變了傳統古籍整理的概念，使古籍整理進入了一個新的階段，爲解決古籍文獻保存和利用之間的矛盾提供了有效的途徑。通過數字化掃描與深加工、現代做真出版技術，可以實現古籍復原性出版，對挽救瀕臨絶本的珍貴古籍免於失傳，保存、利用和傳播現存於世的珍貴孤本等，都具有重要意義。

《中華中醫古籍珍稀稿抄本叢刊》（第一輯）以中國科學院上海生命科學信息中心館藏的珍貴中醫古籍資源爲基礎，甄選現存於世、具有珍貴版本及學術文化價值的珍稀稿抄本作爲首批復原性出版對象。經過中醫領域及出版領域專家遴選，先期選定十種中醫古籍珍稀稿抄本，利用現代數字化掃描及出版技術，保存現有古籍原貌，重現珍貴版本價值；同時重點發揮古籍珍貴歷史文獻參考作用，爲中醫藥事業工作者、古籍研究與收藏愛好者，提供重讀歷史典籍、發掘中華歷史文化寶藏的重要機會，並爲珍稀稿抄本的長期保存和保護提供重要支撑。

叢刊致力於館藏中醫古籍中珍稀稿抄本的整理與出版，是一項『繼絶存真，傳本揚學』的重大出版工程。稿抄本與刻本相比，流傳稀少，世難一見。從第一輯選目來看，叢刊所收十種中醫稿抄本，八種爲孤抄本，一種更是孤稿本。這些古籍能够以叢書的形式原貌存真出版，實爲保護和傳承中華歷史文化寶藏的一大幸事。

在此，衷心希望《中華中醫古籍珍稀稿抄本叢刊》（第一輯）能爲中醫藥傳承創新、中醫藥文化弘揚光大，提供更多的『新鮮』材料，發揮其應有的作用和價值；衷心期望本叢刊的出版發行，帶動上海乃至全國館藏珍貴中醫古籍整理與出版的研究與發展，爲中醫藥事業、中國古籍保護事業的發展做出應有的貢獻！

陳凱先

中國科學院 院士

上海中醫藥大學 原校長

二〇一六年三月十六日於上海

# 提要

《保赤要言》《温熱病論》《孫真人千金平脈法》《醫學闡微》《九九賦》《類選單方》六種醫書，抄本，王廷瑞編著。六書不分順序，各具其名，皆爲孤本，現藏於中國科學院上海生命科學信息中心生命科學圖書館。

綫裝，每種書一册，合六册一函。開本高二十六點一釐米，寬十七點七釐米。全書有朱筆、墨筆圈點，書内多墨筆批校修改。《保赤要言》末頁鈐印二枚：『歸安』朱文、『鄞滄之印』朱文。《温熱病論》序首頁鈐印一枚：『翰圃』朱文。

王廷瑞，字輯五，又字鑒庵，清乾隆年間北京地區儒醫。自號培因子，名其居室爲旋吉堂。曾著《易簡》與《心悟》二書，付梓後增删裁酌，又爲《傷寒雜病論纂注》。現世僅存《傷寒易簡》三卷，爲清乾隆四十一年丙申（一七七六）刻本，已成孤本。館藏抄本《保赤要言》《温熱病論》《孫真人千金平脈法》《醫學闡微》《九九賦》《類選單方》當爲王廷瑞之未定稿本。

《保赤要言》前有自序論幼科病證。正文先叙述嬰兒先天稟賦與發病的關係，以及嬰兒脈象陰陽虚實、症狀診斷。後記嬰幼兒諸病的辨證論治，主要包括嬰兒初生疾病、發熱、驚風、疳、痘、疹、雜病等，並附常用方劑。後附『附選單方』，録内、外、兒科共七十七種驗方。

《温熱病論》原題爲《温病闡微》，後經塗改。前有自序，述外感温熱病之源流。正文先述『温熱病論』（原題『温病三論』），包括『一論温病内傷外感』『二論前人治温之誤』『三論治温當遵經方』。次『選録成方』及『附選備用方』，記録柴胡湯、益氣湯、地黄湯、白虎湯等經方時方。後『客問』分十三問，以問答形式説明比較傷寒、温病辨治特點等。再『附論天行時病並録成方』。繼『録《内經》論温熱病所忌』共十二條，並加以闡釋。後繪『傷寒六經傳變之圖』『温病四經相因之圖』，圖側貼一紙條，上寫『細心揣摩，看五七遍，明白温病亦通傷寒，不明者詳問，不可混過』。後以『傷寒六經傳變説』『温病四經相因説』對圖示進行闡發。

《孫真人千金平脈法》分類摘抄《千金方》内容，便于查閲使用。包括『孫真人千金平脈法』『孫真人千金方録要』『千金寶要注釋』三部分。『平脈法』摘取《千金方》中脈象辨别之法。『千金方録要』選録《千金方》中肝膽、心小腸、脾胃、肺大腸、腎膀胱以及諸風、傷寒瘟疫諸病之方。『千金寶要注釋』選録《千金方》中婦人、小兒、中毒、癰疽、外傷、霍亂瘧痢、五官、諸風水、疫渴淋、頭面手足、痔等方，並加以注釋。

《醫學闡微》包括『本草闡微論』、藥物選録與『治驗隨録』三部分。先以『本草闡微論』提出藥物性味及配伍之重要。繼分『補陽』『補陰』『温熱』『寒凉』『達表』『通裏』『調和』『疏利』『固澀』九類記載百餘種藥物性味功效。『治驗隨録』簡要記載驗案約五十則。書後有後序及弟子所作跋兩則。

## 孫真人千金平脈法

**千金寶要注釋**



**醫學闡微**

## 九九賦



## 類選單方

（該書無詳目）